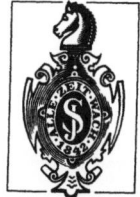

F. H. Degenring

Praktische Kardiologie

2. überarbeitete Auflage

Mit 17 Abbildungen und 11 Tabellen

Springer-Verlag
Berlin Heidelberg New York Tokyo 1985

Dr. FRIEDRICH HORST DEGENRING
Facharzt für Innere Medizin und Kardiologie
Niederholzstraße 38
CH-4125 Riehen

ISBN-13:978-3-540-13785-6   e-ISBN-13:978-3-642-70034-7
DOI: 10.1007/978-3-642-70034-7

CIP-Kurztitelaufnahme der Deutschen Bibliothek
Degenring, Friedrich H.:
Praktische Kardiologie / F. H. Degenring. – 2., überarb. Aufl. –
Berlin ; Heidelberg ; New York ; Tokyo : Springer, 1985.
ISBN-13:978-3-540-13785-6

Das Werk ist urheberrechtlich geschützt. Die dadurch begründeten Rechte, insbesondere die der Übersetzung, des Nachdruckes, der Entnahme von Abbildungen, der Funksendung, der Wiedergabe auf photomechanischem Wege und der Speicherung in Datenverarbeitungsanlagen bleiben, auch bei nur auszugsweiser Verwertung, vorbehalten.
Die Vergütungsansprüche des § 54, Abs. 2 UrhG werden durch die „Verwertungsgesellschaft Wort", München, wahrgenommen.

© by Springer-Verlag Berlin Heidelberg 1979, 1985

Die Wiedergabe von Gebrauchsnamen, Handelsnamen, Warenbezeichnungen usw. in diesem Werk berechtigt auch ohne besondere Kennzeichnung nicht zu der Annahme, daß solche Namen im Sinne der Warenzeichen- und Markenschutz-Gesetzgebung als frei zu betrachten wären und daher von jedermann benutzt werden dürften.

Produkthaftung: Für Angaben über Dosierungsanweisungen und Applikationsformen kann vom Verlag keine Gewähr übernommen werden. Derartige Angaben müssen vom jeweiligen Anwender im Einzelfall anhand anderer Literaturstellen auf ihre Richtigkeit überprüft werden.

Vorwort der 2. Auflage

Die vorliegende Monographie soll als Nachschlagewerk für die Praxis der Untersuchung, Diagnose und Behandlung häufiger Herzkrankheiten dienen.
Neben einer Überarbeitung vor allem der Kapitel der Behandlung enthält diese Neuauflage auch Kapitel über Echokardiographie mit Doppler-Ultraschall sowie über myokardiale Dynamik und Koronarkreislauf. Schließlich kamen die wesentlichen Einteilungsschemata und Berechnungsmethoden samt Erklärung hinzu.
Auch wenn einige praxisferne Erkenntnisse Eingang fanden, soll das Büchlein nichts weiter als hoffentlich recht gut brauchbar sein für kardiologisch interessierte Ärzte und Studenten. Herrn Prof. Dr. med. Dieter Burckhardt, Kardiologische Abteilung, Departement Innere Medizin, Kantonsspital Basel, sei für einige entscheidende Impulse und Anregungen gedankt. Herrn Dr. med. Jan Koch-Weser, Abteilung Pharma klinische Forschung, Fa. Hoffmann-La Roche & Co. A.G., Basel, möchte ich meine Anerkennung ausdrücken. Er hat mich durch sein Vorbild auf den Weg zur präzisen Aussage geführt.

Basel, im Oktober 1984   F. H. DEGENRING

Vorwort der 1. Auflage

Es gibt eine Reihe sehr guter und ausführlicher Lehrbücher in der Kardiologie. Auch deren Teilgebiete, wie etwa Herzklappenfehler, Kardiomyopathien und Elektrokardiopathien, sind schon bis ins einzelne gehend beschrieben worden. Für den kardiologisch Interessierten besteht jedoch das Bedürfnis, sich nicht nur umfassend über die Besonderheiten einer speziellen Krankheit zu informieren, sondern sich auch möglichst rasch über kardiale Symptome klar zu werden, sie zu differenzieren und von nichtkardialen Symptomen abzugrenzen.
Die vorliegende Monographie soll dieser Aufgabe gerecht werden und die Arbeit bei der Untersuchung und der Behandlung kardialer Beschwerden erleichtern.
Selbstverständlich wird damit nur versucht, die Wege zur Krankheitsdiagnose zu ebnen. Das vollständige Kennenlernen der Herzkrankheit kann dann anhand des Studiums eingehender Lehrbücher sowie durch die Diskussion mit erfahrenen Kardiologen erfolgen.

Heidelberg, im Dezember 1978 F. H. DEGENRING

Inhaltsverzeichnis

Einführung ... 1

Die Befragung ... 2

   Schmerzen im Brustkorb ... 3
   Atemnot ... 5
   Unregelmäßiger Herzschlag ... 6

Die Untersuchung ... 8

   Klinische Untersuchung ... 8
   Röntgenuntersuchung der Thoraxorgane ... 13
   Elektrokardiographie ... 21
      Formveränderungen ... 21
      Rhythmusstörungen ... 34
      Bradykarde Rhythmusstörungen ... 42
      Schrittmacher-EKG ... 48
   Phonokardiographie ... 53
   Mechanokardiographie ... 70
   Echokardiographie ... 78
   Pharmakologische Tests und Labor ... 88

Die Behandlung ... 94

   Arterielle Hypertonie ... 94
   Herzinsuffizienz ... 96
   Angina pectoris ... 98
   Herzrhythmusstörungen ... 100
   Rheumatisch-infektiöse Herzerkrankungen ... 101

Grundlagen ... 103

   Myokardiale Dynamik ... 103
   Koronarkreislauf ... 111

Anhang A: Klassifizierung der Herzinsuffizienz
und koronaren Herzkrankheit 113

    Zeichen der Herzinsuffizienz 113

Anhang B: Einstufungsschema der
ventrikulären Arrhythmien 114

Anhang C: Einteilung der Antiarrhythmika . . 115

Anhang D: Berechnungsformeln und
physikalische Grundlagen 116

Lehrbücher und Literatur 118

Sachverzeichnis 119

Einführung

Zunächst erscheint es vielleicht zu komplex und zu zeitraubend, sich in der Ambulanz oder am Krankenbett mit frisch erhobenen kardialen Befunden näher auseinanderzusetzen. Man ist geneigt, sich oft mit einer Vermutungsdiagnose zu begnügen, einen Kardiologen hinzuzuziehen und dessen Therapievorschläge zu beachten.
Bei weitergehendem Interesse kann jedoch erkannt werden, daß schon mit unblutigen, jedem Arzt leicht zugänglichen Methoden meist eine befriedigende Klärung des Krankheitsbildes und seiner Behandlungsmöglichkeiten erreicht werden kann. Bei Beachtung gewisser Besonderheiten der Befragung, Inspektion und allgemeiner Untersuchung des Herzkranken kann oft schon so viel erfahren werden, daß die spezielle Untersuchung mittels Elektrokardiographie, Phonokardiographie, Pulskurvenaufzeichnungen, Laboruntersuchungen und evtl. Röntgenübersichtsaufnahmen der Thoraxorgane, sowie Echokardiographie gezielt eingesetzt werden kann.
Im folgenden soll nach einem Überblick über das Vorgehen bei Befragung und Untersuchung des Herzkranken ein Abriß über die Differenzierung der kardialen Symptome, der phono- und elektrokardiographischen Veränderungen sowie der röntgenologisch nachweisbaren Abweichungen von Herzgröße und Herzform anschaulich dargestellt werden, damit daraus die in der täglichen Praxis vorkommenden kardiologischen Krankheitsbilder und ihre Therapie klar vor Augen treten können.

Die Befragung

Zunächst wird der Patient angehalten, seine Beschwerden zu schildern. Beachtenswert erscheinen dabei hauptsächlich Mißgefühle im Brustkorb, Atemnot in Ruhe oder unter Belastung und unregelmäßiger Herzschlag.
Einige gezielte Fragen über die Lebensweise des Patienten, insbesondere über die Eßgewohnheiten, Nikotinabusus, Alkohol- und Flüssigkeitskonsum sowie davon unabhängige Nykturie können folgen.
Bei der anschließenden Erörterung früherer Krankheiten wären Streptokokkeninfekte, wie etwa Tonsillitiden, rheumatisches Fieber, Scharlach oder Chorea minor (Sydenham), Risikofaktoren eines Myokardinfarktes, wie etwa Hypertonie, Hyperlipidämie oder Diabetes mellitus, und schließlich auch Herzerkrankungen, wie etwa Herzklappenfehler, koronare Herzkrankheiten mit Angina pectoris-Anfällen, Myokardinfarkt, Myokarditiden (Diphtherie, Virusinfekte) oder Kardiomyopathien, von Bedeutung.
Weiterhin sollten auch operative Eingriffe am Brustkorb, den Herzklappen, am Herzmuskel oder an den großen Gefäßen, wie etwa Beseitigung einer Trichterbrust, Herzklappensprengung oder prothetischer Herzklappenersatz, Verschluß eines Septumdefektes im Herzen und Beseitigung eines Herzwand- oder Aortenaneurysmas sowie einer Aortenisthmusstenose, nicht unerforscht bleiben. Auch Unfälle mit Verletzungen des Brustbeins und Contusio cordis sowie Schrittmacherimplantationen verdienen berücksichtigt zu werden.
Schließlich ist es sehr wesentlich zu erfahren, unter welcher medikamentösen Therapie die Patienten augenblicklich stehen. Von Interesse sind vor allem Digitalispräparate, antiarrhythmische und gerinnungshemmende Substanzen sowie Antibiotika und Diuretika, aber auch β-Rezeptorenblocker, Kalziumantagonisten, Angiotensin-converting-enzyme-(ACE-)-Inhibitoren und Nitroverbindungen.

Schmerzen im Brustkorb (Tabelle 1)

Neben der Angina pectoris sind am häufigsten vegetative Herzbeschwerden sowie vertebragene und sternale (Tietze-Syndrom) Auslösemechanismen im Verlauf von sogenannten Wirbelsäulenerkrankungen als Ursache der Mißempfindungen im Brustkorb zu berücksichtigen. Weiterhin müssen atemabhängige Pleuraerkrankungen (Pleuritis, Pleurodynie), Perikarditis, Verletzungen des Brustkorbs und deren Folgezustände, Spontanpneumothorax, Lungenembolien, Myokarditiden, Bronchopneumonien oder akutes Aortenaneurysma (dissecans) in Betracht gezogen werden. Die meisten dieser Erkrankungen lassen sich nur durch die anschließende Untersuchung einschließlich Elektrokardiographie, Laboruntersuchungen, Röntgenübersichtsaufnahmen der Thoraxorgane und Lungenszintigraphie näher ermitteln. Die Symptome der Angina pectoris jedoch können durch weitere Fragen, vor allem von den vegetativen und den vertebragen bedingten Herzbeschwerden differenziert werden.

Das typische Schmerzbild der Angina pectoris bei einer koronaren Herzkrankheit ist ein angsttreibendes Beklemmungsgefühl, das sich individuell recht unterschiedlich äußern kann, jedoch höchstens einige Minuten lang anhält, schlimmstenfalls nach kurzer Zeit von neuem beginnt und wellenförmig weiter abläuft. Diese Beengungsgefühle machen sich subjektiv entweder in einer plötzlichen Verengung des Thorax mit drohender Erdrosselung oder in einer akut zunehmenden Aufblähung des Herzens gegen die behindernde Thoraxwand

Tabelle 1. Differentialdiagnose der Schmerzen im Brustkorb

1. Angina pectoris
2. Vegetative Herzbeschwerden
3. Myokardinfarkt
4. Osteochondrose der Brustwirbelsäule
5. Tietze-Syndrom
6. Variantform der Angina pectoris (Prinzmetal)
7. Pleuraerkrankungen
8. Brustkorbverletzungen
9. Lungenembolien
10. Spontanpneumothorax
11. Bronchopneumonien
12. Myokarditiden
13. Perikarditis
14. Akutes Aortenaneurysma
15. Gastritis, Hiatushernien, Kardiainsuffizienz, Ösophagusdivertikel (Zenker)
16. Substernale Struma
17. Plummer-Vinson-Syndrom

bemerkbar. Außerdem bestehen erhebliche Schmerzen hinter dem Brustbein, die in den linken Arm ausstrahlen. Das Auftreten der Beschwerden ist zunächst meist eine Folge von körperlichen oder psychischen Belastungen, die zu einer Herzfrequenzsteigerung führten. Gerade beim männlichen Patienten werden diese Schmerzanfälle bei sexueller Betätigung als erstes Zeichen der Impotenz mißdeutet und können zu Sexualkrisen führen.
Stundenlang anhaltende Dauerschmerzen berechtigen zu erheblichen Zweifeln, ob der Patient an Stenokardien leidet, vorausgesetzt, daß es sich nicht um einen Myokardinfarkt oder eine recht selten beobachtete Prinzmetal-Angina (Variantform der Angina pectoris) handelt. Diese Form der Angina pectoris ist außerdem nicht belastungsabhängig und läßt sich nur durch weitere Untersuchungen, wie Elektrokardiographie und selektive Koronararteriographie, verifizieren.
Ein Kloßgefühl im Hals gilt ebenfalls als typisch, wird jedoch auch bei psychisch nur leicht Belastbaren ohne koronare Herzkrankheit häufig beobachtet. Außerdem können eine retrosternale Struma, Ösophagusdivertikel Typ Zenker, Vitamin B-Mangelzustände Typ Plummer-Vinson und depressive Psychosen Kloßgefühle, verbunden mit Dysphagien, hervorrufen. Schließlich kommen auch Mißbildungen und aberrante Gefäßverläufe, vor allem der Aorta und der Arteria subclavia, unter Einengung des Ösophagus als Ursache dieser Mißgefühle in Frage.
Auch die vegetativen Herzbeschwerden sind belastungsabhängig und können unter körperlicher Belastung ganz verschwinden. Sie halten oft stunden- oder tagelang an und äußern sich mit gezielten stichartigen Beschwerden in der Herzgegend. Im Gegensatz zum Angina pectoris-Anfall umfassen sie nicht den gesamten Brustkorb gürtelförmig. Außerdem liegt der Hauptschmerz nicht hinter dem Brustbein. Ein Angina pectoris-Anfall wird durch Nitroglycerin unverzüglich gebessert oder beseitigt, während Nitroglycerin von Patienten mit vegetativen Herzbeschwerden ausgesprochen schlecht vertragen wird. Bei ihnen gesellt sich zu dem Gefühl der Herzenge unter Nitroglycerin noch das Gefühl von Herzklopfen und Herzjagen, verbunden mit Kopfschmerzen und Übelkeit, hinzu.

Substernale, bis zum Hals reichende brennende Schmerzen, die mit saurem Aufstoßen verbunden sein können, werden auch bei Störungen im Magen-Darm-Bereich als Sodbrennen beobachtet, vor allem bei Gastritis, Hiatushernien und einer Kardiainsuffizienz mit gastroösophagealem Reflux. Herzdruckgefühle, die meistens mit einer passageren Extrasystolie einhergehen, machen sich auch einige Stunden nach sogenannten Völlereiexzessen bemerkbar. Alle diese Beschwerdebilder gehen jedoch ohne Schocksymptomatik einher.
Andererseits können kardiale Minderdurchblutungen zu Schmerzausstrahlungen führen, die denen des „akuten Abdomens" bei Appendizitis, Pankreatitis oder Cholezystitis gleichen.

Atemnot (Tabelle 2)

Das Auftreten von Atemnot unter leichter körperlicher Belastung ist ein entscheidender Hinweis auf das Vorliegen einer latenten Herzinsuffizienz. Vor allem das Stehenbleiben beim langsamen Bergaufgehen oder beim Treppensteigen, um Luft zu schöpfen, deutet auf eine Herzschwäche in ihren Anfangsstadien hin. Bei fortschreitender Erkrankung wird es unmöglich, nachts flach im Bett zu liegen, ohne an Luftnot zu leiden. Schließlich besteht sogar Atemnot beim Aufrechtsitzen. Es kommt zur Orthopnoe, die durch die Lungenstauung bei Linksherzinsuffizienz verursacht wird.
Ein weiteres Indiz für eine Herzinsuffizienz ist eine regelmäßige Nykturie unter der Voraussetzung, daß ein übermäßiger abendlicher Alkohol- und Flüssigkeitskonsum sowie Erkrankungen der Nieren ausgeschlossen wurden.
Neben der kardialen Genese können auch Erkrankungen der Lunge für das Auftreten einer Dyspnoe verantwortlich ge-

Tabelle 2. Ursachen von Atemnot

1. Asthma bronchiale	4. Spontanpneumothorax
2. Emphysembronchitis	5. Zwerchfellähmung
3. Herzinsuffizienz	6. Pickwick-Syndrom

macht werden, wie etwa Asthma bronchiale, Pneumonien oder Spontanpneumothorax.
Als Besonderheit ist auch das Pickwick-Syndrom erwähnenswert.

Unregelmäßiger Herzschlag (Tabelle 3)

Neben harmlosen Sinusarrhythmien, die bei vegetativ labilen Patienten häufig vorkommen und respiratorisch bedingt sein können, sind hier eine Extrasystolie, anfallsweises Herzjagen, eine absolute Arrhythmie bei Vorhofflimmern sowie sinuatriale und atrioventrikuläre Blockierungen zu erwägen. Ihre Differenzierung gelingt jedoch nur mittels elektrokardiographischer Darstellungen. Auch die Ursachen der kardialen Arrhythmien lassen sich nur mit weiteren Untersuchungen und nicht durch die Befragung allein finden. Allerdings sollten dabei die Eßgewohnheiten, der Alkohol- und Flüssigkeitskonsum sowie frühere Krankheiten, vor allem Streptokokkeninfekte und ischämische Myokarderkrankungen, nicht unberücksichtigt bleiben. Weiterhin kommen frühere Unfälle, wie Starkstromverletzungen und Brustbeinprellungen mit Contusio cordis, sowie Nikotinabusus und -vergiftungen, Angstneurosen, aber auch Berufsbelastungen, vor allem bei Schwermetallarbeitern (Kadmium), in Betracht.
Besondere Aufmerksamkeit beanspruchen schließlich die Patienten, bei denen eine Herzschrittmacherimplantation er-

Tabelle 3. Ursachen von unregelmäßigem Herzschlag

1. Vegetative Herzbeschwerden
2. Myokarderkrankungen (Myokardinfarkt, Myokarditis)
3. Herzklappenfehler (Mitralvitien)
4. Unfälle (Starkstrom-, Verkehrsunfälle mit Brustbeinprellungen und Contusio cordis)
5. Angstsyndrom
6. Vergiftungen (Nikotin, Schwermetalle)
7. Hyperkinetisches Herzsyndrom
8. Karotissinussyndrom
9. Implantierter Herzschrittmacher

folgte. Elektrokardiographische Untersuchungen dienen dabei nicht nur zur Beurteilung der aufgetretenen Extra- oder Parasystolien, sondern sie decken bei regelmäßiger Anwendung in nicht zu großen Zeitabständen rechtzeitig eine Schwäche der implantierten Schrittmacherbatterie durch die registrierte Änderung ihrer Impulsfrequenz auf.

Die Untersuchung

Klinische Untersuchung (Tabelle 4)

Bei der *Inspektion* auffallende Gesichtsschwellungen können differentialdiagnostisch als Ausdruck einer Nierenschädigung oder eines Quincke-Ödems gewertet werden. Auch eine Schilddrüsenunterfunktion (Myxödem), eine Ovarialinsuffizienz und ein Überangebot an Nebennierenrindenhormonen (Morbus Cushing) gehen mit Gesichtsformveränderungen einher, die an Schwellungen erinnern.

Eine ausgeprägte Lippenzyanose gibt Hinweise auf ein Herzvitium mit Rechts-links-Shunt, wobei mehr als 5 g reduziertes, nicht O_2-gesättigtes Hämoglobin in 100 ml Kapillarblut nachweisbar ist. Neben diesen Mischblutzyanosen bei angeborenen Herzfehlern, die auch mit Trommelschlegelfingern einhergehen, muß man pulmonale Zyanosen bei schweren Pneumonien, bei fortgeschrittenem Lungenemphysem und bei chronischer Bronchitis sowie bei Linksherzinsuffizienz und Mitralklappenvitien berücksichtigen. Die Mitralklappenvitien können sich zusätzlich durch umschrieben abgegrenzte, starke Rötungen der Wangen zu erkennen geben. Weiterhin machen sich Polyzythämien und Intoxikationen, wie Methämoglobinämien durch Phenacetin, durch Sulfonamide und durch Anilin oder durch Sulfhämoglobinämien, als Ausdruck enteraler hepatogener Intoxikationen, durch eine Zyanose bemerkbar. Schließlich gibt es auch endokrin bedingte Zyanoseursachen (Morbus Cushing, Myxödem), obwohl bei diesen Krankheitsbildern die Änderungen der Gesichtsform auffälliger sind als die dabei bestehenden Zyanosen.

Die Inspektion der Zähne, des Rachens und der Tonsillen gilt vor allem dem Ausschluß einer fokalen Infektion. Tonsillitiden, die durch β-hämolysierende Streptokokken vom Typ A hervorgerufen werden, können sowohl Endomyokarditiden –

Tabelle 4. Untersuchung des Herzkranken

1. Inspektion
   a) Gesichtsschwellungen, Gesichtsform
   b) Gesichtsrötung, Zyanose
   c) Fokussuche (Zähne, Rachen, Tonsillen)
   d) Schilddrüsenvergrößerung
   e) Halsvenenstauung
   f) Beinödeme
   g) Hautveränderungen (Purpura Typ Schoenlein-Henoch, petechiale Blutungen bei Marcumartherapie)
2. Palpation
   a) Herzgröße
   b) Lebergröße
   c) Milzgröße
   d) Schilddrüsengröße
   e) Kopf-Arm- und Beingefäßpulse
   f) Ödeme
   g) Aszites
3. Perkussion
   a) Pleuraerguß
   b) Pneumothorax
   c) Herzgröße
   d) Perikarderguß
   e) Pneumonien
   f) Restriktive Lungenerkrankungen
   g) Atelektasen
4. Auskultation
   a) Lungenstauung (Linksherzinsuffizienz)
   b) Obstruktive Atemwegserkrankungen (chronische Emphysembronchitis, Asthma bronchiale)
   c) Herzklappenfehler
5. RR-Messung an beiden Armen in Herzhöhe

mit Herzklappenfehlern im Gefolge – als auch Glomerulonephritiden einleiten.

Eine Schilddrüsenvergrößerung weist nicht selten auf eine Hyperthyreose hin, wenn diese mit einem Exophthalmus und mit auskultatorisch erkennbaren Anastomosengeräuschen über diesem Organ verbunden ist. Neigungen zu einer Diarrhö, einer beschleunigten Herzfrequenz, vermehrten Schweißabsonderungen und Hitzegefühlen bei warmen Extremitäten erinnern ebenfalls an eine Hyperthyreose, die eine arterielle Hypertonie und eine Myokardhypertrophie zur Folge haben kann.

Wenn die während des flachen Liegens hervortretenden Halsvenen bei Aufrichten des Oberkörpers bis zu 45° nicht verschwinden, so muß eine Halsvenenstauung als Ausdruck einer Rechtsherzinsuffizienz vermutet werden. Man spricht von einem hepatojugulären Reflux. Selbstverständlich führen ebenfalls Gefäßerkrankungen mit arteriovenöser Anastomosenbildung im Bereich der Vena jugularis zu Halsvenenstauungen, die jedoch dann meist einseitig sind.
Weiterhin geben Beinödeme Hinweise auf eine Rechtsherzinsuffizienz, obwohl auch renale und allergische Krankheitsbilder sowie eine Varicosis cruris sich in Beinödemen äußern können.
Diese nicht kardial bedingten Erscheinungsbilder sind jedoch gegen die Rechtsherzinsuffizienz dadurch abzugrenzen, da bei ihnen keine Halsvenenstauung, keine Lebervergrößerung und keine Atemnot unter Belastung und in Ruhe beobachtet werden.
Bei der Inspektion ist schließlich die allergisch-toxische Purpura mit multiplen Effloreszenzen Typ Schoenlein-Henoch nicht selten. Sie läßt sich meist im Bereich der unteren Extremitäten bis zur Leistenbeuge nachweisen und kann durch Streptokokkeninfekte, Eiweißkörper und Nahrungsmittelallergien ausgelöst werden.
Zur näherungsweisen Bestimmung der Organgrößen dient die *Palpation* des unteren Leberrandes, des Herzspitzenstoßes, der Milz und der Schilddrüse. Eine erste Auskunft über stenosierende Gefäßprozesse gibt das Fehlen der sonst tastbaren Kopf-, Arm- und Beingefäßpulse.
Die *Perkussion* ist hauptsächlich zum Ausschluß von Pleura- und Perikardergüssen, von Atelektasen sowie eines Pneumothorax geeignet. Auch die Verschieblichkeit der Lungengrenzen während der Atmung kann mittels Perkussion geprüft werden, vor allem um das Vorliegen einer restriktiven Atemstörung auszuschließen.
Die *Auskultation* der Lunge kann den Verdacht einer Linksherzinsuffizienz mit Lungenstauung (feuchte RG's) und auch mit Pleuraergüssen (Abschwächung oder Verschwinden des Atemgeräuschs) erhärten. Außerdem lassen sich damit auch obstruktive Atemwegserkrankungen, wie chronische Emphysembronchitis und Asthma bronchiale (trockene RG's und

verlängertes Exspirium), erfassen. Diese Krankheiten gehen meist mit einer pulmonalen Hypertonie einher und besitzen einen starken Einfluß auf die Herzaktionen.

Als Auskultationspunkte des Herzens empfehlen sich der 2. Interkostalraum (ICR) rechts und der 2., 3. und 4. ICR links parasternal, der 4. und 5. ICR in der Medioklavikularlinie links sowie die Herzspitze (Tabelle 5). Es ist ratsam, das Herz nicht nur beim Flachliegen auf dem Rücken zu auskultieren, da eine Aorteninsuffizienz oft nur bei aufrechter, leicht vornübergebeugter Körperhaltung als leises Diastolikum über dem 3. ICR links parasternal in Erscheinung tritt und die diastolischen Geräusche einer Mitralstenose sich erst in Linksseitenlage über der Herzspitze, mitunter erst nach körperlicher Belastung, zu erkennen geben. Außerdem empfiehlt es sich, nicht nur einen Ausdruck von den Auskultationsphänomenen am Ende der Exspiration gewinnen zu wollen.

Sowohl eine Trikuspidalklappenstenose als auch eine Trikuspidalklappeninsuffizienz mittleren Schweregrades machen sich in einer Zunahme der Geräuschintensität während der Inspiration bemerkbar, da während dieser Atemphase das

Tabelle 5. Besonderheiten bei der Auskultation von Herzfehlern

1. Aorteninsuffizienz
   Diastolikum bei vornübergebeugter Körperhaltung im 3. ICR links parasternal
2. Aortenstenose
   Systolikum im 3. ICR links und im 2. ICR rechts parasternal hörbar und gleich laut in die Karotisarterien fortgeleitet
3. Mitralstenose
   Diastolikum an der Herzspitze in Linksseitenlage oft erst nach körperlicher Belastung hörbar. Niemals an der Herzbasis hörbar
4. Trikuspidalklappenvitien
   Systolikum der Trikuspidalinsuffizienz und Diastolikum der Trikuspidalstenose im 4. und 5. ICR links parasternal, bei Inspiration deutlicher
5. Spaltung des 2. Herztones
   Atemunabhängige, fixierte Spaltung des 2. Herztones bei Vorhof- und Ventrikelseptumdefekt, bei pulmonaler Hypertonie, bei Rechtsschenkelblock; atemabhängige Spaltung des 2. Herztones mit größtem Spaltungsintervall am Ende der Inspiration, meist funktionell

dem rechten Vorhof zugeführte Blutvolumen pro Zeiteinheit vermehrt ist und dadurch an den veränderten, in den entsprechenden Herzaktionsphasen nicht mehr weit geöffneten oder nicht mehr vollkommen geschlossenen Trikuspidalklappen die Geräusche durch die zunehmende Strömungsturbulenz verstärkt werden.

Diese Herzklappenfehler haben ihr Geräuschmaximum im 4. ICR links parasternal.

Auch die atemabhängige Spaltung des 2. Herztones läßt sich schon unter physiologischen Bedingungen bei vielen Jugendlichen beobachten, da der Aortenklappenschluß normalerweise dem Pulmonalklappenschluß vorausgeht. Das Spaltungsintervall nimmt dann entsprechend dem vergrößerten Schlagvolumen des rechten Herzens mit Rückverlagerung des Pulmonalschlusses und dem verkleinerten Schlagvolumen des linken Herzens mit Vorrücken des Aortenschlusses inspiratorisch zu, während es bei der Exspiration völlig verschwinden kann.

Deutlichere atemabhängige Spaltungen des 2. Herztones werden aber auch bei Rechtsschenkelblöcken, linksventrikulären Extrasystolen, reinen Pulmonalklappenstenosen und bei Herzfehlern mit vergrößertem Schlagvolumen insbesondere des rechten Ventrikels beobachtet.

Eine fixierte, von der Atmung unabhängige Spaltung des 2. Herztones gibt immer Hinweise auf ein krankhaft gesteigertes, rechtsventrikuläres Schlagvolumen bei Vorhof- und Ventrikelseptumdefekten mit erheblichem Links-rechts-Shunt, auf einen deutlich erhöhten Pulmonalarteriendruck bei pulmonaler Hypertonie oder auf eine rechtsventrikuläre Erregungsleitungsstörung bei vollständigem Rechtsschenkelblock. Eine linksventrikuläre Erregungsleitungsstörung mit Linksschenkelblock hingegen führt zu einer paradoxen Spaltung des zweiten Herztones mit Rückverlagerung des Aortenschlusses hinter den Pulmonalklappenschluß.

Ein systolisches Geräusch über dem 3. ICR links und dem 2. rechts parasternal weist bei seiner nicht abgeschwächten Propagation in die Karotisarterien auf das Vorliegen einer Stenose der Aortenklappen oder deren unmittelbarer Nachbarschaft hin.

Das systolische Geräuschmaximum einer Aortenisthmusstenose liegt im 2. und 3. ICR links einige Zentimeter vom Sternalrand entfernt. Das Geräusch ist auch über dem Rücken entlang dem oberen Medialrand des linken Schulterblattes wahrnehmbar.
Das spätsystolische Geräusch der Aortensklerose propagiert entlang dem Verlauf der Aorta und läßt sich auch im 5., 6. und in tieferen Interkostalräumen links parasternal hören.
Bei der Erstuntersuchung eines Patienten ist es schließlich ratsam, die unblutige Brachialarteriendruckmessung nach Riva-Rocci-Korotkoff an beiden Armen in Herzhöhe vorzunehmen, um stenosierende Prozesse in den Oberarmarterien auszuschließen. Normalerweise sollte der Blutdruck einen Grenzwert von 140/90 mm Hg nicht überschreiten. Höheren systolischen und diastolischen Blutdruckwerten liegt meist eine periphere Gesamtwiderstandserhöhung bei essentieller oder renaler Hypertonie zugrunde. Ein erheblich gesteigertes Schlagvolumen macht sich meist nur in einer Erhöhung des systolischen Blutdrucks bemerkbar. Wenn zusätzlich in der Diastole ein erheblicher Rückfluß in die linke Herzkammer möglich ist, sinkt der diastolische Blutdruck auf Werte unter 60 mm Hg, wie etwa bei einer Aorteninsuffizienz. Die Blutdruckamplitude ist deutlich vergrößert.
Oft gehen vegetative Herz-Kreislauf-Beschwerden mit Blutdruckänderungen bei wechselnder Körperhaltung einher. Wenn sich der Patient vom Flachliegen in eine aufrechte Körperhaltung begibt, steigt dabei der diastolische Blutdruck an, während der systolische Druck eher eine Tendenz zum Abfall zeigt. Das kann mit einer allgemeinen reaktiven Gefäßverengung bei plötzlichem Absinken des Herzminutenvolumens erklärt werden aufgrund einer orthostasebedingten Verminderung der zirkulierenden Blutmenge.

Röntgenuntersuchung der Thoraxorgane (Tabelle 6)

Zum besseren Erfassen der Größe einzelner Herzhöhlen ist es ratsam, die Thoraxorgane zumindest in zwei Ebenen zu erfassen.

Tabelle 6. Differentialdiagnose der Konfiguration und Größe des Herzens bei der Röntgenuntersuchung im anteroposterioren und im seitlichen Strahlengang (Abb. 1 c, d)

1. Dilatation des linken Ventrikels (A)
   a) Aorteninsuffizienz
   b) Linksherzinsuffizienz
   c) Sub-, supra- und valvuläre Aortenstenosen fortgeschrittenen Schweregrades
   d) Kombinierte Aortenvitien fortgeschrittenen Schweregrades

2. Vergrößerung des linken Vorhofs (B)
   a) Mitralstenosen
   b) Kombinierte Mitralvitien mit Überwiegen der Mitralstenose
   c) Nichtklappenbedingte Dilatation des linken Vorhofs, etwa durch ein Myxom

3. Vergrößerung des linken Ventrikels und des linken Vorhofs (A+B)
   a) Kombinierte Aorten- und Mitralvitien
   b) Mitralinsuffizienz fortgeschrittenen Schweregrades
   c) Kongestive Kardiomyopathie

4. Prominenter Pulmonalbogen (C)
   a) Valvuläre Pulmonalstenose
   b) Großer Links-rechts-Shunt auf Vorhof- oder Ventrikelebene
   c) Idiopathische Pulmonalektasie

5. Vorspringender Aortenknopf (D), meist kombiniert mit einer Dilatation des linken Ventrikels (A)
   a) Valvuläre Aortenstenose
   b) Aortenisthmusstenose (Kerbensymptom)
   c) Aneurysma im Aortenbogenbereich

6. Dilatation des rechten Vorhofes (E)
   a) Trikuspidalklappenvitien mit überwiegender Insuffizienz
   b) Rechtsherzinsuffizienz
   c) Trikuspidalklappendystopie (Morbus Ebstein)
   d) Evtl. partielle Lungenvenentransposition

7. Dilatation des rechten Ventrikels (F)
   a) Valvuläre oder infundibuläre Pulmonalstenosen fortgeschrittenen Schweregrades
   b) Rechtsherzinsuffizienz
   c) Pulmonalklappeninsuffizienz
   d) Links-rechts-Shuntvitien auf Vorhof- oder Ventrikelebene fortgeschrittenen Schweregrades

Einmal bietet sich dazu der anteroposteriore und zum anderen der seitliche Strahlengang von links nach rechts an.
Im anteroposterioren Strahlengang empfiehlt es sich, zunächst eine Herzvergrößerung auszuschließen. Dabei sollte der größte transversale Herzdurchmesser (THD in Abb. 1 a) die Hälfte des transversalen Thoraxdurchmessers (TTD in Abb. 1 a) nicht überschreiten.
Der THD ist selbstverständlich bei der Gesamtlänge von TTD mit einbezogen. Wie aus Abb. 1a hervorgeht, bildet der rechte Vorhof (RA) normalerweise den rechten Herzrand, während der linke Herzrand vom Aortenknopf (AO), vom Truncus pulmonalis (PA), vom linken Vorhof (LA) und vom linken Ventrikel (LV) gebildet wird.
Im Seitbild liegt, wie aus Abb. 1 b hervorgeht, der rechte Ventrikel (RV) dem Brustbein gegenüber und bildet somit den vorderen Rand des Herzens. Zwischen dem rechten Ventrikel und dem Sternum sollte normalerweise im Seitbild ein Abstand erkennbar bleiben, der vom lichtdurchlässigen Retrosternalraum (RSR) ausgefüllt wird. Den hinteren Herzrand bilden der linke Vorhof (LA) und der linke Ventrikel (LV). Der linke Vorhof sollte dem mit Hilfe von Röntgenkontrastmitteln dargestellten Ösophagus (OE) nicht anliegen oder ihn sogar eindellen, sondern es sollte ein lichtdurchlässiger, sogenannter Holzknecht-Raum (HR) dazwischen erkennbar bleiben. Eine Vergrößerung des linken Ventrikels macht sich im Verschwinden des sogenannten Kavadreiecks (CD) bemerkbar. Wie aus Abb. 1 b hervorgeht, liegt dieses Kavadreieck zwischen dem Ösophagus, dem davorliegenden Zwerchfellrand und dem Abgang der Vena cava inferior (VCI) im seitlichen Strahlengang.
Veränderungen der Herzform oder -größe kommen meist durch eine Dilatation der einzelnen Vorhöfe und der Herzkammern zustande. Eine reine Hypertrophie vor allem des linksventrikulären Myokards bewirkt noch keine Herzvergrößerung, sondern läßt die linke Herzkontur im anteroposterioren Strahlengang als kräftig gerundet erscheinen. Außerdem wird der Längsdurchmesser des Herzens dadurch vergrößert.
Abbildung 1 c veranschaulicht die Dilatation der einzelnen Herzhöhlen. Die Dilatation des linken Ventrikels (A) wird entweder durch ein Aortenklappenvitium, meist eine Aorten-

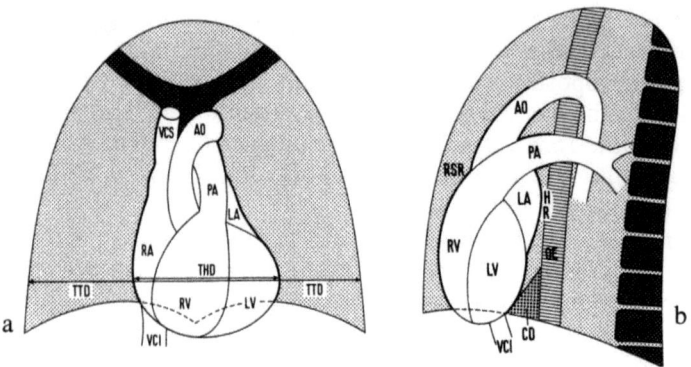

Abb. 1 a und b. Konturen des normalgeformten, nicht vergrößerten Herzens im anteroposterioren und im lateralen Strahlengang. AO = Aorta, LA = linker Vorhof, LV = linker Ventrikel, PA = Pulmonalarterie, RA = rechter Vorhof, RV = rechter Ventrikel, VCI = Vena cava inferior, VCS = Vena cava superior, TTD = totaler Thoraxdurchmesser, THD = totaler Herzdurchmesser, CD = Kavadreieck, HR = Holzknecht-Raum, OE = Ösophagus, RSR = Retrosternalraum

insuffizienz, verursacht oder sie ist Ausdruck einer Linksherzinsuffizienz, die sich röntgenologisch außerdem in einer Lungenstauung mit erweiterten Lungengefäßen (C) und sogenannten Kerley B-Linien (K) im kostodiaphragmalen Winkel bemerkbar macht. Stenosen im Bereich der Aortenklappen einschließlich der supra- und subvalvulären Aortenstenosen lassen sich zunächst nur in einer Hypertrophie des linksventrikulären Myokards und erst bei höheren Schweregraden in einer Dilatation des linken Ventrikels erkennen. Im anteroposterioren Strahlengang ist dann eine Vergrößerung des Transversaldurchmessers des Herzens über die Hälfte des Transversaldurchmessers des Gesamtthorax in dieser Höhe nachweisbar. Im Seitbild ist das sogenannte Kavadreieck verstrichen, und der linke Ventrikel (A) kann dem Ösophagus anliegen.

Eine isolierte Dilatation des linken Vorhofs (B) kommt praktisch nur bei reinen Mitralklappenstenosen vor. Mitralinsuffizienzen äußern sich bei höheren Schweregraden meist auch in einer leichten Dilatation des linken Ventrikels (A + B).

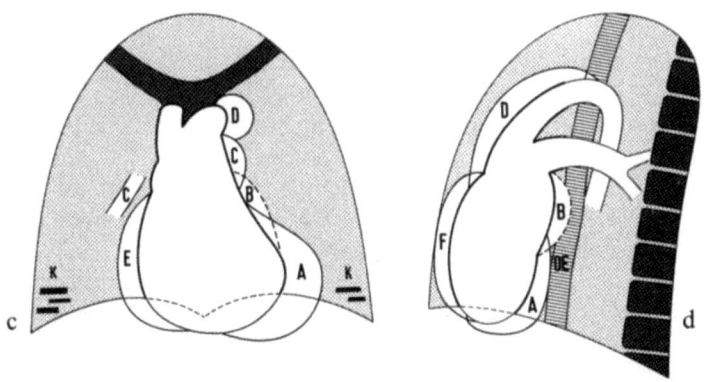

Abb. 1 c und d. Krankhaft veränderte Konturen des Herzens im anteroposterioren und im lateralen Strahlengang (s. auch Tabelle 6). A = Dilatation des linken Ventrikels mit verstrichenem Kavadreieck im seitlichen Strahlengang. B = Dilatation des linken Vorhofs mit Einengung bzw. Verschwinden des Holzknecht-Raums und Ösophagusimpression im seitlichen Strahlengang. C = Pulmonalektasie und verbreiterter Truncus intermedius der deszendierenden rechten Pulmonalarterie bei pulmonaler Hypertonie. Bei einer valvulären Pulmonalstenose findet man nur eine poststenotische Dilatation des Pulmonalarterienstammes. Der Truncus intermedius ist nicht verbreitert, oft kaum sichtbar. D = Ektasie und Elongation der Aorta ascendens. E = Dilatation des rechten Vorhofs. F = Dilatation des rechten Ventrikels mit Einengung des Retrosternalraums. K = Kerley B-Linien bei Lungenstauung infolge Linksherzinsuffizienz

Im anteroposterioren Strahlengang macht sich eine Mitralstenose durch eine verstrichene Herztaille, die bis zur Vorwölbung reichen kann, erkennbar. Im Seitbild kann man bei einer Dilatation des linken Vorhofs (B) keinen Holzknecht-Raum zwischen Ösophagus und linkem Vorhof mehr erkennen. Bei höheren Schweregraden eines Mitralvitiums findet man außerdem erhebliche Impressionen des kontrastbreigefüllten Ösophagus (OE).

Wie aus Abb. 1 d hervorgeht, wird sich die Ösophagusimpression bei reinen Mitralstenosen nur in Höhe des linken Vorhofes darstellen, während bei einer Mitralinsuffizienz oder bei kombinierten Mitralvitien Einengungen des Ösophagus auch in Höhe des linken Ventrikels gesehen werden können. Eine Dilatation des rechten Vorhofs läßt im anteroposterioren Strahlengang eine deutliche Verlagerung des rechten Herzrandes von der Mittellinie nach rechts erkennen (E in Abb. 1 c). Als Ursache kommen sowohl Trikuspidalklappenvitien und -dystopien als auch Rechtsherzinsuffizienzen in Frage.

Eine Dilatation des rechten Ventrikels macht sich im anteroposterioren Strahlengang erst in Spätstadien bemerkbar und bewirkt dann ein Auseinanderrücken des linken und des rechten Herzrandes von der Mittellinie weg. Im Seitbild wird der Retrosternalraum (F in Abb. 1 d) durch eine Dilatation des rechten Ventrikels zunehmend eingeengt. Differentialdiagnostisch müssen valvuläre und infundibuläre Pulmonalstenosen, pulmonale Hypertonien vaskulärer und lungenparenchymatöser Genese sowie eine Rechtsherzinsuffizienz in Betracht gezogen werden.

Außerdem kommen auch Volumenüberlastungen bei Links-rechts-Shuntvitien auf Vorhof- oder Ventrikelebene in einer Dilatation des rechten Ventrikels, mitunter auch des rechten Vorhofs, zum Ausdruck.

Zur differentialdiagnostischen Abgrenzung der einzelnen rechtsventrikulären Herzerkrankungen können Veränderungen im Pulmonalarterien- bzw. im Lungengefäßbereich herangezogen werden.

Eine Dilatation des Pulmonalarterienstammes, des Truncus pulmonalis (C in Abb. 1 c), tritt im anteroposterioren Strahlengang als konvexbogige Aussackung unterhalb des Aortenbogens in Erscheinung. Diese Dilatation ist meist Ausdruck einer valvulären Pulmonalstenose, wenn die periphere Lungengefäßzeichnung vermindert erscheint, oder Ausdruck einer idiopathischen Pulmonalektasie.

Die pulmonale Hypertonie kann ebenfalls mit einer Dilatation des Truncus pulmonalis einhergehen. Im Unterschied zu der Pulmonalstenose ist hierbei jedoch die zentrale Lungengefäßzeichnung deutlich vermehrt.

Besonders der Truncus intermedius der rechten deszendierenden Pulmonalarterie (C in Abb. 1 c, in der Nachbarschaft des rechten Herzrandes) gilt bei seiner Erweiterung über 15 mm im Querdurchmesser als pathognomonisch für eine pulmonale Hypertonie. Die periphere Lungengefäßzeichnung ist vor allem bei der primär vaskulären Form der

pulmonalen Hypertonie vermindert. Auch eine Linksherzinsuffizienz verursacht eine pulmonale Hypertonie mit vermehrter zentraler Lungengefäßzeichnung. Jedoch ist bei dieser Erkrankung auch die periphere Lungengefäßzeichnung vermehrt, und es bestehen vor allem die sogenannten Kerley-B-Linien (K in Abb. 1 c).
Auch Links-rechts-Shuntvitien auf Vorhof- oder Ventrikelebene verursachen einen prominenten Pulmonalbogen und eine vermehrte Lungengefäßzeichnung. Hier müssen differentialdiagnostisch die elektro- und phonokardiographischen Befunde mit zu Hilfe genommen werden. Allerdings lassen sich auch schon im anteroposterioren Strahlengang die nicht zu starke Dilatation des Herzens und die fehlenden Kerley B-Linien differentialdiagnostisch gegen eine Linksherzinsuffizienz auswerten.
Schließlich ist zu erwähnen, daß infundibuläre Pulmonalstenosen im Gegensatz zu einer valvulären Pulmonalstenose nicht mit einer Prominenz des Pulmonalbogens einhergehen. Die Lungengefäßzeichnung ist bei beiden Vitien vermindert.
Ein vorspringender Aortenknopf (D in Abb. 1 c) im anteroposterioren Strahlengang weist auf eine Ektasie und evtl. auf eine Elongation der Aorta ascendens hin. Im seitlichen Strahlengang kommt es zu einer Einengung des Retrosternalraums oberhalb des rechten Ventrikels (D in Abb. 1 d). Differentialdiagnostisch handelt es sich dabei um die poststenotische Dilatation bei valvulärer Aortenstenose, um ein Aortenaneurysma oder um eine Aortenisthmusstenose. Die Aortenisthmusstenose läßt sich durch die gleichzeitig vorhandenen Usuren am Unterrand der Rippen infolge von erweiterten Interkostalarterien, über welche die Blutversorgung der Aorta descendens erfolgt, sowie durch das sogenannte Kerbensymptom am Aortenknopf von der valvulären Aortenstenose und von Aortenaneurysmen abgrenzen. Das Kerbensymptom am Aortenknopf macht sich in einer Einkerbung zwischen dem vorspringenden Aortenbogen und dem darunterliegenden Herzschatten mit dem Pulmonalarterienstamm bemerkbar. Das kommt durch die eingeengte Aorta descendens infolge der Stenose am Aortenisthmus zustande. Weder die Aortenklappenstenose noch das Aortenaneurysma gehen mit einer Einengung der Aorta descendens einher, so daß bei diesen

Leiden ein sanfter Übergang vom Aortenbogenknopf zum darunterliegenden Herzschatten zustandekommt. Hypertrophie und Dilatation des linksventrikulären Myokards können differentialdiagnostisch nicht verwertet werden, da sie mit allen drei Leiden verbunden sein können. Auch eine arterielle Hypertonie läßt in fortgeschrittenen Stadien im anteroposterioren Strahlengang einen prominenten Aortenbogen und eine Dilatation des linken Ventrikels erkennen. Ergänzend muß noch hinzugefügt werden, daß auch Aneurysmen im Bereich des links- und rechtsventrikulären Myokards meist als Folge eines Myokardinfarkts deutliche, oft bizarre Ausweitungen der Herzkammern herbeiführen. Weitere diagnostische Auskünfte ließen sich dann durch ein Röntgenkymogramm oder ein Echokardiogramm einholen.

Schließlich erscheint noch die nicht allzu seltene, besondere Trikuspidaldystopie (Morbus Ebstein) mit dem typischen Kugelherz im anteroposterioren Strahlengang erwähnenswert. Dieser Krankheitsbefund ist mit einer spärlichen Lungengefäßzeichnung und einer schmalen Aorta mit fast fehlender Prominenz des Aortenbogens verbunden. Die Herztaille ist ausgefüllt. Ein kombiniertes Aorten-Mitral-Vitium höheren Schweregrades, das zumindest im anteroposterioren Strahlengang dieselbe Herzkontur aufweisen kann, läßt im Gegensatz zum Ebstein-Syndrom eine deutlich vermehrte Lungengefäßzeichnung und oft auch einen vorspringenden Aortenknopf erkennen.

Ein Perikarderguß macht sich in der typischen zeltförmig verbreiterten Herzkontur im anteroposterioren Strahlengang bemerkbar. Schließlich sollten auch extrakardiale Strukturen, wie etwa Fettbürzel im Herz-Zwerchfell-Winkel, bei Veränderungen der Herzkontur berücksichtigt werden. Sie sind meist lichtdurchlässiger als der Herzschatten.

Eine endgültige Klärung der beschriebenen Herzformveränderungen wird jedoch immer erst mit Hilfe einer Herzkatheteruntersuchung und einer Angiokardiographie gewonnen werden.

Elektrokardiographie

Formveränderungen (Tabelle 7)

Zur Routineuntersuchung haben sich die bipolaren Extremitätenableitungen nach Einthoven, die unipolaren Extremitätenableitungen nach Goldberger und die unipolaren Brustwandableitungen nach Wilson eingebürgert.
Wenn man die unipolare Extremitätenableitung aVR spiegelbildlich in −aVR umpolt, läßt sich im sogenannten Cabrera-Kreis die Vektorprojektion der Potentialschwankungen auf die Frontalebene recht gut erfassen (Abb. 2).
Die unipolaren Brustwandableitungen nach Wilson lassen eine vektorielle Deutung der Potentialschwankungen in der Horizontalebene zu, obwohl sie, genau genommen, Teile einer Fläche wiedergeben, die nicht exakt horizontal verläuft, sondern von rechts nach links etwas abfällt.
Bei der vergleichenden vektoriellen Betrachtungsweise zwischen den Ableitungen für die Frontalebene und denen für die Horizontalebene können schon Rückschlüsse auf krankhafte Veränderungen im Bereich des Herzens gezogen werden, wenn man den Körperbau berücksichtigt.
Bei einem Pykniker mit hohem Zwerchfellstand sollten die registrierten Spannungsänderungen in den Extremitätenab-

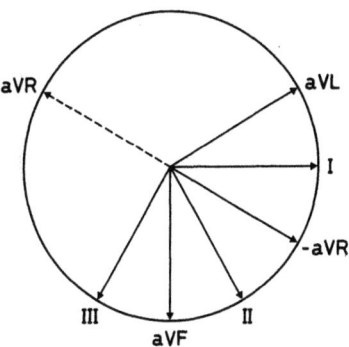

Abb. 2. Anordnung der Extremitätenableitungen im EKG mit Hilfe des Cabrera-Kreises bei vektorieller Projektion der kardialen Erregungsschleifen auf die Frontalebene. I, II, III = bipolare Extremitätenableitungen, aVL, aVR, aVF = unipolare Goldberger-Ableitungen

Tabelle 7. Das Normalbild des EKG und seine Abweichungen

P-Zacke:
bis 0,10 s, P-dextrocardiale, P-sinistrocardiale und P-cardiale
PQ-Zeit:
0,12 – 0,20 s, WPW-, LGL-Syndrom, AV-Block 1. Grades
QRS-Komplex:
bis 0,10 s, Linkstyp, Indifferenz- oder Mitteltyp, Steiltyp, Rechtstyp als Lagetypen; Rechts-, Linksschenkelblock, linksanteriorer und linksposteriorer Hemiblock, inkompletter Rechtsschenkelblock; Index nach Sokolow-Lyon aus den Brustwandableitungen zur Erfassung einer Rechts- oder Linkshypertrophie
QT-Zeit:
Proportionale Abhängigkeit zur Herzfrequenz (s. EKG-Meßlineal), Elektrolytveränderungen (Kalium, Kalzium), Stoffwechselveränderungen (Hyper- und Hypothyreose, Coma diabeticum und hepaticum, Vitamin B_1-Mangel und Urämie)
ST-Strecke:
Senkung bei myokardialen Innenschichtschäden durch Hypoxämie (koronare Herzkrankheit), bei vegetativ bedingten Kreislaufdysregulationen, bei Tachykardien und bei medikamentös bedingten Innenschichtalterationen (Digitalis, Chinidin, Procainamid).
Hebung bei frischem Myokardinfarkt, bei der Variantform der Angina pectoris (Prinzmetal), bei Herzwandaneurysma und bei Perikarditis
T-Welle:
Konkordanz zur QRS-Zacke, mindestens ⅛ und höchstens ⅔ der Ausschlagshöhe des zugehörigen R.
Präterminal negatives T bei ST-Streckensenkung, diskordant gleichschenklig negatives T (koronares T) im reaktiven Stadium des Myokardinfarktes (nach 4 – 6 Monaten) und beim rudimentären (intramuralen) Myokardinfarkt.
TU-Verschmelzungswelle vor allem bei Hypokaliämie
Besondere Abweichungen:
Pardee-Q in Ableitung III ist größer als ¼ der größten Initialschwankung und muß mindestens 0,04 s betragen als Zeichen eines Hinterwandinfarktes oder einer Lungenarterienembolie.
Q-Zacken in den Ableitungen $V_1 - V_3$ geben Hinweise auf einen abgelaufenen Vorderwandinfarkt.
$S_{I,II,III}$-Typ (Sagittaltyp) bei chronischem Cor pulmonale (Lungenemphysem) und bei Asthenikern.
S_I-Q_{III}-Typ bei akutem Cor pulmonale (McGinn-White-Syndrom), dort außerdem inkompletter Rechtsschenkelblock.
T-Negativierung in den Ableitungen $V_1 - V_2$ und QT-Zeitverlängerung

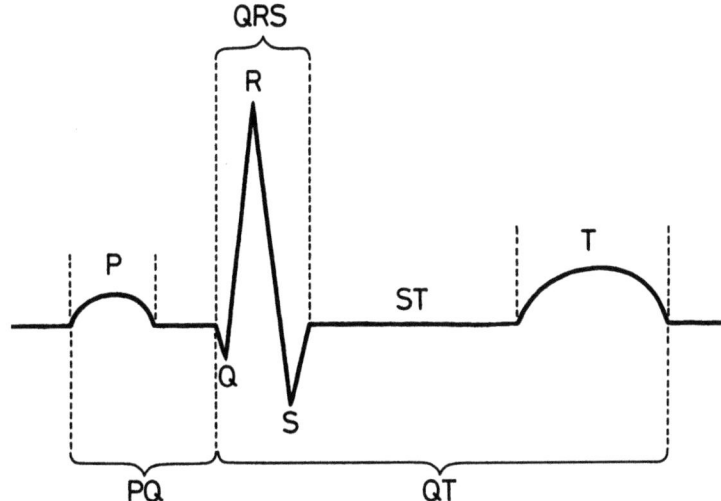

Abb. 3. EKG bei linearer Ableitung. P = P-Zacke (Vorhoferregung), normal bis 0,10 s; PQ = PQ-Zeit (AV-Überleitung), normal bis 0,20 s; QRS = QRS-Komplex (Kammmererregung), normal bis 0,10 s; T = T-Welle, Zeichen der Repolarisation des erregten Kammermyokards; QT = QT-Dauer (frequenzabhängig), verändert bei Elektrolytstoffwechselstörungen; ST = ST-Strecke, normal isoelektrisch, d. h. in derselben Höhe wie die Linie zwischen T-Ende und P-Beginn

leitungen I oder aVL denen in den Brustwandableitungen V_5 oder V_6 entsprechen, während bei einem Astheniker mit Zwerchfelltiefstand und sogenanntem Tropfenherz die Brustwandableitung V_5 oder V_6 den Extremitätenableitungen III oder aVF gleichen sollte.

Mit der spiegelbildlichen Umkehrung der Brustwandableitung V_2 gewinnt man darüber hinaus einen ersten Einblick in die Sagittalebene, da angenommen werden kann, daß der sogenannte elektrische Nullpunkt ziemlich exakt dorsal dem Ableitungspunkt V_2 liegt.

Zusätzliche Informationen über die Vektorprojektion der Potentialschwankungen in der Sagittalebene können mit Hilfe der Nehb-Ableitungen erhalten werden.

Abbildung 3 läßt eine normale EKG-Ableitung erkennen, auf der sich alle Hauptpotentialschwankungen positiv projizieren. Wegen der räumlich geringen Ausdehnung des Sinusknotens wird seine Erregung nicht registriert. Die nachfolgende Erregung der Vorhöfe wird mit den P-Zacken wiedergegeben. Danach kehrt das EKG zur isoelektrischen Null-Linie zurück. Anschließend folgt der QRS-Komplex, der Ausdruck der Kammererregung ist. Die Verbindung zwischen dem Ende der S-Zacke und dem Beginn der T-Welle sollte wiederum isoelektrisch verlaufen. Die T-Welle stellt die Repolarisationsphase der Herzkammermuskulatur dar.

Bei einer normal ablaufenden Vorhoferregung wird die Zeit von 0,10 s für die gesamte P-Zacke vom Beginn bis zu ihrem Ende nicht überschritten. Ebenso sollte die Zeit vom Beginn der Q-Zacke bis zum Ende der S-Zacke nicht länger als 0,10 s dauern. Die PQ-Zeit vom Beginn der P- bis zum Beginn der Q-Zacke bewegt sich im Normalfalle zwischen 0,12 und 0,20 s. Die QT-Zeit zwischen dem Beginn der Q-Zacke und dem Ende der T-Welle weist eine Abhängigkeit mit einer gewissen Schwankungsbreite zur Herzfrequenz auf, die meist schon an den EKG-Meßlinealen angegeben ist.

Unter den Lagetypen des Herzens versteht man die Projektion des größten Spannungsunterschiedes während der systolischen Kammererregung auf die Frontalebene. Das wird mit der größten R-Zacke in den Extremitätenableitungen mit Hilfe des Cabrera-Kreises (Abb. 2) festgestellt. Liegt die elektrokardiographisch registrierte größte R-Zacke zwischen den Ableitungen I und aVL, so handelt es sich um einen überdrehten Linkstyp. Liegt die größte R-Zacke zwischen den Ableitungen I und –aVR, so spricht man von einem Linkstyp. Zwischen den Ableitungen –aVR und II handelt es sich um den häufig vorkommenden Indifferenz- oder Mitteltyp. Wenn die größte R-Zacke zwischen den Ableitungen II und aVF registriert wird, kann man einen Steiltyp diagnostizieren. Zwischen den Ableitungen aVF und III bedeutet die größte R-Zacke einen Rechtstyp.

In den Brustwandableitungen findet man beim Linkstyp eine kleine R- und eine tiefe S-Zacke in V_1, während man in V_6 eine hohe R-Zacke und allenfalls eine kleine S-Zacke erkennt. Die RS-Relation ist somit in V_1 ins Negative und in V_6 ins Positive geschoben. Zwischen V_3 und V_4 liegt die sogenannte Übergangszone, d. h. hier halten sich die R- und die

S-Zacken in ihrer Größe die Waage. Beim Mittel- oder Indifferenztyp lassen sich ähnliche Verhältnisse in den Brustwandableitungen nachweisen, während man beim Rechtstyp in V_1 eine positive RS-Relation und in V_6 gerade umgekehrt eine negative RS-Relation registriert.
Die T-Wellen zeigen beim gesunden Herzen eine Konkordanz mit den QRS-Komplexen.
Auch bei den P-Zacken werden keine Lagetypen angegeben. Krankhafte Veränderungen im Bereich der Vorhöfe, die auch die Erregungsleitung beeinflussen, werden unter den Begriffen P-sihistrocardiale und P-dextrocardiale zusammengefaßt (Abb. 4). Beim P-sinistrocardiale besteht eine verzögerte Erregungsleitung im Bereich des linken Vorhofs, während die verzögerte Erregungsleitung beim P-dextrocardiale im Bereich des rechten Vorhofs liegt. Da sich der Sinusknoten im Bereich des rechten Vorhofs befindet, wird dieser zuerst erregt. Die Erregung des linken Vorhofs folgt jedoch unmittelbar und trifft mit der des rechten Vorhofs im Bereich des atrioventrikulären Knotens wieder zusammen.
Ein P-sinistrocardiale weist eine verzögerte Erregungsleitung über die hypertrophierte und dilatierte linke Vorhofmuskulatur nach. Es gelangt als über 0,10 s verbreiterte, doppelgipflige P-Zacke in den Ableitungen aVL und I zur Darstellung. In der Brustwandableitung V_1 wird eine Diphasie mit zunächst positiven und anschließend negativen P-Zacken registriert. Als Ursache kommen vor allem Mitralklappenvitien in Frage.
Ein P-dextrocardiale macht sich in einer schmalen, überhöhten P-Zacke in den Ableitungen aVF und III sowie in der Brustwandableitung V_1 bemerkbar. Es wird durch eine verzögerte Erregungsleitung über die hypertrophierte und dilatierte rechte Vorhofmuskulatur verursacht, wie sie bei pulmonalen Hypertonien, bei Pulmonalstenosen und bei Trikuspidalklappenvitien vorkommen.
Ein P-cardiale ist meist die Folge einer allgemeinen Herzinsuffizienz mit der Dilatation beider Vorhöfe. Es geht mit einer Verbreiterung der P-Zacken ohne Doppelgipfligkeit einher.
Die PQ-Zeit zeigt bei einer normalen Überleitungsgeschwindigkeit der Erregung von den Vorhöfen auf die Herzkam-

P-Zacken:

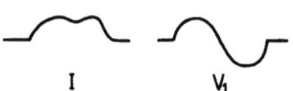
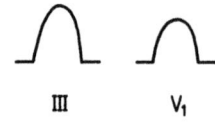

sinistrocardiale   dextrocardiale

QRS-Komplexe:

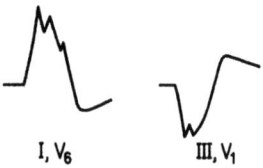
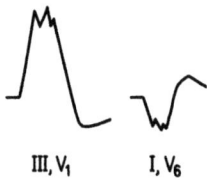

Linksschenkelblock   Rechtsschenkelblock

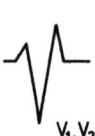
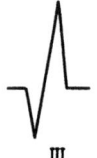

inkompletter   Pardee–Q
Rechtsschenkelblock   (Hinterwandinfarkt)

ST-Streckensenkung:

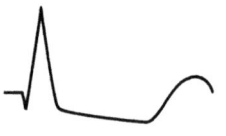

deszendierend   oder   muldenförmig
(koronare Herzkrankheit evtl. unter Belastung, Digitalis, Chinidin)

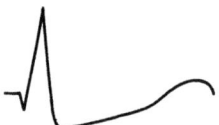

aszendierend   (Tachykardie, vegetativ bedingt)

ST-Streckenhebung:

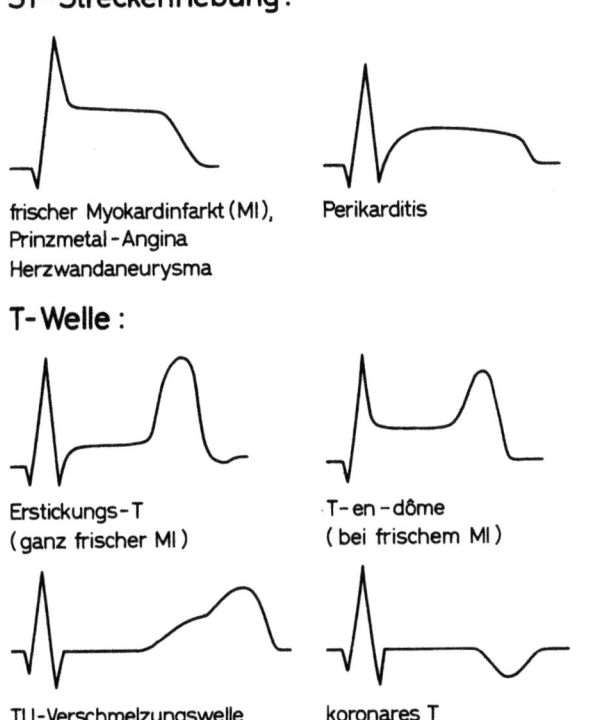

frischer Myokardinfarkt (MI), Prinzmetal-Angina, Herzwandaneurysma

Perikarditis

T-Welle:

Erstickungs-T (ganz frischer MI)

T-en-dôme (bei frischem MI)

TU-Verschmelzungswelle (Hypokaliämie)

koronares T (reaktives Stadium bei MI, rudimentärer MI, Myokarditis)

Abb. 4. Krankhafte EKG-Veränderungen. P-sinistrocardiale über 0,10 s verbreitert, P-dextrocardiale überhöht. Schenkelblock bei über 0,12 s verbreitertem QRS-Komplex. QRS-Komplex bei inkomplettem Rechtsschenkelblock zwischen 0,10 und 0,12 s, Pardee-Q (s. Tabelle 7)

mern eine Spanne zwischen 0,12 und 0,20 s. Eine verkürzte PQ-Zeit unter 0,12 s gibt Hinweise auf embryonale Fehlentwicklungen mit muskulären Verbindungen zwischen den Vorhöfen und den Herzkammern (Paladino-Kent-Bündel) oder mit aberrierenden Ästen des spezifischen Reizleitungssystems (Wolff-Parkinson-White-Syndrom, Lown-Ganong-Levine-Syndrom). Eine Verlängerung der PQ-Zeit über

0,20 s weist auf eine atrioventrikuläre Überleitungsstörung hin (AV-Block 1. Grades). Neben meist hypoxisch bedingten Myokardschäden im Bereich des Atrioventrikularknotens kommen Digitalispräparate und membranstabilisierende Wirkstoffe, wie viele antiarrhythmische Substanzen und β-Rezeptorenblocker, als Ursache in Frage.
Wenn die Myokardschäden im Bereich der Schenkel des His-Purkinje-Systems liegen, werden Verbreiterungen der QRS-Komplexe über 0,14 s registriert.
Ein Linksschenkelblock weist dementsprechend einen über 0,14 s verbreiterten, stark gekerbten und geknoteten (M-Form) QRS-Komplex bei Linkstyp auf (Abb. 4). Der Beginn der größten Negativitätsbewegung in den Brustwandableitungen V_5 und V_6 ist verspätet, d. h. länger als 0,055 s nach Beginn des QRS-Komplexes. Der Rechtsschenkelblock geht ebenfalls mit über 0,14 s verbreiterten, stark geknoteten QRS-Komplexen einher. Dabei wird jedoch ein Rechtstyp beobachtet mit positivem QRS-Komplex in den Extremitätenableitungen aVF und III sowie in den rechtspräkordialen Brustwandableitungen V_1 und V_2 (Abb. 4).
Ein inkompletter Rechtsschenkelblock liegt dann vor, wenn die QRS-Verbreiterung sich um 0,12 s bewegt und 0,14 s nicht überschreitet. Er wird mit Hilfe der rechtspräkordialen Brustwandableitung V_1 elektrokardiographisch diagnostiziert, wenn dort nach einer kleinen R- und einer tiefen S-Zacke nochmals eine etwas größere R-Zacke als die erste folgt (Abb. 4).
Hemiblockierungen des linken Schenkels lassen sich nur mit Hilfe der His-Bündel-Elektrokardiographie exakt nachweisen. Aus dem Routine-EKG kann nur dann der Verdacht auf einen linksanterioren oder linksposterioren Hemiblock ausgesprochen werden, wenn gewisse Kriterien im Verlaufe der Beobachtungszeit mit EKG-Registrierungen auftreten.
Der Verdacht auf einen linksanterioren Hemiblock liegt dann vor, wenn plötzlich ein überdrehter Linkstyp auftritt mit deutlich negativer RS-Relation schon in Ableitung II. Der QRS-Komplex kann außerdem auch über 0,10 – 0,12 s verbreitert sein. Oft tritt dieser Typenwandel nur zeitweise ein. Dann spricht man vom intermittierenden linksanterioren Hemiblock. Der klassische linksposteriore Hemiblock ist seltener und noch schwerer aus dem Routine-EKG zu erkennen. Der Verdacht

hierzu kann dann geäußert werden, wenn in den Extremitätenableitungen ein Rechtstyp vorliegt mit den größten R-Zacken in Ableitung III und einer deutlich positiven RS-Relation noch in Ableitung II, während in den Brustwandableitungen im Gegensatz zum Rechtslagetyp die RS-Relation in den rechtspräkordialen Ableitungen negativ bleibt mit kleinen R- und tiefen S-Zacken in $V_1 - V_2$ sowie einer positiven RS-Relation in den linkspräkordialen Ableitungen mit großen R- und kleinen S-Zacken in $V_5 - V_6$. Auch dieser Hemiblock kann intermittierend auftreten und zeitweise völlig verschwinden.

Treten die beschriebenen Hemiblöcke isoliert auf, so spricht man von unifaszikulären Schenkelblöcken. Oft sind diese Hemiblöcke jedoch mit einem Rechtsschenkelblock kombiniert. Dann hat man einen bifaszikulären Schenkelblock vor sich. Werden außerdem noch AV-Überleitungsstörungen oder -blockierungen beobachtet, so liegt ein trifaszikulärer Block vor. Die unifaszikulären Hemiblöcke sind oft nicht manifest und treten nur intermittierend auf.

Eine Herzmuskelhypertrophie kann mit Hilfe der QRS-Komplexe in den Brustwandableitungen erkannt werden. Hier ist der Index nach Sokolow-Lyon sehr nützlich. Er besagt eine Linksherzhypertrophie, wenn die Summe der R-Zacke in V_5 oder V_6 und der S-Zacke in V_1 oder V_2 3,5 mV überschreitet. Bei der Standardeichung 1 cm = 1 mV ist das sehr leicht zu erkennen. Allerdings kann der Wert von 3,5 mV vor allem bei jugendlichen Sympathikotonikern überschritten werden, ohne daß eine Linksherzhypertrophie vorliegt.

Eine Rechtsherzhypertrophie kann dann vermutet werden, wenn die Summe der R-Zacke in V_1 oder V_2 und der S-Zacke in V_5 oder V_6 1,5 mV überschreitet.

Deutliche Q-Zacken in manchen Ableitungen geben oft Hinweise auf einen abgelaufenen Myokardinfarkt. Am bekanntesten ist das sogenannte Pardee-Q. Es wird vor allem in der Extremitätenableitung III gefunden, wenn es tiefer als ein Viertel der R-Zacke in Ableitung III und breiter als 0,04 s ist. Dann kann eine Hinterwandinfarktnarbe angenommen werden (Abb. 4).

Q-Zacken in den rechtspräkordialen Brustwandableitungen $V_1 - V_3$ weisen auf einen abgelaufenen Infarkt im Vorderwandbereich hin. Es muß sich hier jedoch wirklich um Q-Zak-

ken handeln, d. h. die isoelektrische Linie muß von der P-Zacke kommend direkt zur negativen Q-Zacke werden und es darf keine noch so geringe positive R-Zacke vorangehen, da es sich sonst um eine S-Zacke handeln würde.
Deutliche S-Zacken in allen Extremitätenableitungen weisen auf ein Abweichen der QRS-Komplexe in die Sagittalebene hin. Dieser Sagittaltyp wird bei starker Rechtsherzhypertrophie und ausgeprägtem Lungenemphysem beobachtet, so daß immer der Verdacht auf ein chronisches Cor pulmonale naheliegt, wenn es sich nicht um einen Astheniker mit Tropfenherz handelt.
Beim akuten Cor pulmonale wiederum findet man den S_I-Q_{III}-Typ. Außerdem besteht ein unvollständiger Rechtsschenkelblock, und die Übergangszone ist in den Brustwandableitungen nach V_5 oder V_6 verschoben. Meist beobachtet man dabei auch einen Linkstyp, seltener einen Steiltyp und relativ selten auch ein P-dextrocardiale. Die QT-Zeit ist verlängert. Die beschriebenen EKG-Veränderungen beim akuten Cor pulmonale werden als McGinn-White-Syndrom zusammengefaßt.
Die ST-Strecken verlaufen im Normalfall in der isoelektrischen Null-Linie. Bei den oben beschriebenen Schenkelblöcken verhalten sich die ST-Strecken diskordant zu dem größten Ausschlag der QRS-Komplexe, d. h. bei positivem QRS-Komplex ist die entsprechende ST-Strecke negativ, steigt langsam zur T-Welle an, die meist diphasisch ist und erst terminal positiv wird.
In den Ableitungen, die negative QRS-Hauptausschläge aufweisen, ist die ST-Strecke im Vergleich zur isoelektrischen Null-Linie leicht angehoben und fällt zur T-Welle ab, die ebenfalls erst terminal negativ wird.
Aszendierende ST-Senkungen bei positiven, nicht über 0,10 s verbreiterten QRS-Ausschlägen deuten auf Erregungsrückbildungsstörungen, denen vegetativ bedingte Kreislaufdysregulationen zugrundeliegen. Wenn diese Kreislauflabilität nicht schon in Ruhe beobachtet wird, kann sie mit Hilfe von Änderungen der Körperhaltung, etwa vom Liegen zum Aufrechtstehen oder am Kipptisch vor allem in den Extremitätenableitungen aVF und III nachgewiesen werden.
Oft sind dabei auch die isoelektrischen PQ-Strecken negativ deszendierend verändert. Diese Erregungsrückbildungsstörun-

gen können mit Hilfe von Propranolol ($1 \times 20 - 40$ mg Dociton peroral) nach 1 Std beseitigt werden.
Auch bei Tachykardie kann die ST-Strecke leicht gesenkt beginnen, zeigt dann aber immer einen ansteigenden Verlauf. Erst deutliche ST-Streckensenkungen, die einen muldenförmigen oder einen deszendierenden Verlauf zur T-Welle hin nehmen, weisen auf einen ischämischen Myokardschaden hin. Davon werden meistens die Innenschichten der linken Herzkammermuskulatur betroffen (koronare Herzkrankheit). Die deszendierenden ST-Streckensenkungen in den Ableitungen I sowie $V_4 - V_6$ als Ausdruck einer myokardialen Linksschädigung machen sich vor allem dann bemerkbar, wenn man die Patienten einer fahrradergometrischen Belastung unterzieht (Abb. 4). Als Richtlinie kann dabei gelten, daß der damit verbundene Herzfrequenzanstieg einen Wert von $180 - 200$ minus Lebensalter in Jahren nicht überschreiten soll.
ST-Streckenhebungen werden beim frischen Myokardinfarkt, bei einem Herzwandaneurysma, bei Perikarditis und bei der Variantform der Angina pectoris (Prinzmetal) gefunden (Abb. 4).
Ganz zu Beginn des Infarzierungsvorganges wird die T-Zacke über dem befallenen Gebiet überhöht (Erstickungs-T; Abb. 4). Dieses sehr frühe Anfangsstadium entgeht gewöhnlich dem EKG-Nachweis. Als Symptom der „Verletzung" des Myokards folgt eine starke ST-Hebung, welche die T-Zacke meist überdeckt. Manchmal bleibt die Überhöhung der T-Zacke nach Ausbildung der ST-Streckenhebung jedoch bestehen (T-endôme-Stellung; Abb. 4). Die ST-Hebung geht nicht – wie bei der Perikarditis – vom aufsteigenden Schenkel von S ab, sondern vom absteigenden Schenkel von R, so daß keine S-Zacke zu sehen ist. Bei der Perikarditis bleibt die S-Zacke erhalten und wird über die Null-Linie angehoben. Während sich die ST-Hebung beim Myokardinfarkt innerhalb einiger Tage bis etwa zu 2 Wochen völlig zurückbildet, bleibt sie bei Ausbildung eines Herzwandaneurysmas bestehen. Im weiteren Verlauf des Myokardinfarkts wird die T-Welle zunehmend gleichschenklig spitz oder symmetrisch negativ (koronares T; Abb. 4).
Die ST-Strecke kehrt zur isoelektrischen Linie zurück. Innerhalb von $4 - 6$ Monaten normalisiert sich auch wieder die T-Welle. Der abgelaufene Myokardinfarkt kann dann nur an

einem R-Verlust bzw. an deutlichen Q-Zacken in den entsprechenden Ableitungen erkannt werden.
Die Variantform der Angina pectoris (Prinzmetal) geht ebenfalls mit deutlichen ST-Hebungen aus dem abfallenden R einher. Diese ST-Hebungen bilden sich jedoch nach dem Anfall innerhalb kurzer Zeit zurück, ohne T-Negativierungen oder Veränderungen des QRS-Komplexes nach sich zu ziehen.
Beim Vorderwandinfarkt findet man die Veränderungen in den Ableitungen aVL, I, II und $V_1 - V_6$ sowie in Nehb A. Beim Hinterwandinfarkt sieht man sie nur in den Ableitungen III, II, aVF und manchmal auch in Nehb D. Beim Vorderseitenwandinfarkt (anterolateraler Infarkt) liegen sie in den Ableitungen aVL, I und V_5, V_6. In der Hälfte der Fälle fehlen die Zeichen in den Ableitungen I – III.
Beim Hinterseitenwandinfarkt (posterolateraler Infarkt) werden die Kammerendteilveränderungen in den Ableitungen aVF, III und $V_5 - V_7$ registriert. Kammerendteilveränderungen im vorderen Septum (anteroseptaler Infarkt) schlagen sich in den Ableitungen $V_1 - V_3$ nieder. Wenn das gesamte Septum ergriffen ist, werden die Veränderungen auch in den Ableitungen III und aVF nachgewiesen.
Rudimentäre oder intramurale Myokardinfarkte sind umschriebene Nekrosen, die nicht die ganze Herzkammerwand penetrierend umfassen. Sie liegen meist im Vorderwandbereich und machen sich in koronaren T-Negativierungen in den Ableitungen $V_2 - V_4$ bemerkbar.
Wenn die Ischämie nur die Innenschichten der linksventrikulären Muskulatur erfaßt, liegt ein sogenannter Innenschichtinfarkt vor. Hier werden die Kammerendteilveränderungen meist nur in der Ableitung aVR registriert.
Im Endstadium macht sich ein Hinterwandinfarkt, wie oben beschrieben, in einem Pardee-Q in der Ableitung III bemerkbar. Bei Q-Zacken in den Ableitungen $V_1 - V_3$ kann mit Sicherheit eine Infarktnarbe im Vorderwandbereich angenommen werden.
Die QT-Zeit zeigt eine proportionale Abhängigkeit zur Herzfrequenz. Für den Normalfall ist ihre Schwankungsbreite meist auf allen EKG-Meßlinealen angegeben. Krankhafte Verschiebungen der Elektrolytkonzentrationen im Plasma, vor allem von K^+ und Ca^{2+}, bewirken auch deutliche Veränderungen der

QT-Zeit. Dabei ist jedoch immer zu beachten, daß nach einer T-Welle bei vielen Patienten noch eine U-Welle elektrokardiographisch registriert werden kann.

Mit zunehmender Hypokaliämie wird diese U-Welle immer deutlicher, bis es schließlich zu einer TU-Verschmelzungswelle kommt, die fast die Höhe der R-Zacken erreichen kann (Abb. 4). Die QT-Zeit ist scheinbar deutlich verlängert.

Die Hypokalzämie bewirkt eine wirkliche Verlängerung der QT-Dauer auf Kosten von ST bei unverändertem QRS und T.

Bei Hyperkaliämie erscheinen im EKG als erste Zeichen spitzhohe, schmalbasige T (zeltförmige T). Mit fortschreitender Kaliumintoxikation kommt es zur nach oben leicht konvexen ST-Senkung und zum Verschwinden der U-Welle. Die QT-Dauer ist leicht verkürzt oder normal.

Eine Hyperkalzämie hingegen verkürzt die QT-Dauer auf Kosten des ST-Segmentes. Die meist unveränderte T-Zacke folgt in schweren Fällen direkt dem QRS-Komplex.

Schließlich erscheinen auch einige medikamentös bedingte Kammerendteilveränderungen erwähnenswert.

Digitalisglykoside verursachen EKG-Veränderungen, die denen des linksventrikulären Innenschichtschadens entsprechen mit muldenförmigen oder gradlinig abwärts verlaufend gesenkten ST-Strecken in den Ableitungen I, aVL und $V_5 - V_6$. Die T-Welle ist abgeflacht oder präterminal negativ, die U-Welle jedoch häufig überhöht, evtl. mit T verschmelzend. Außerdem verringert Digitalis auch die Überleitungsgeschwindigkeit der Erregung von den Vorhöfen auf den Atrioventrikularknoten, so daß PQ-Zeitverlängerungen gefunden werden können. Bei Digitalisüberdosierung kommt es schließlich zu Rhythmusstörungen im Sinne einer Bigeminie, die später beschrieben werden soll.

Membranstabilisierende Wirkstoffe, wie Chinidin und Procainamid, sind verantwortlich für muldenförmige oder deszendierende ST-Senkungen mit T-Abflachungen oder präterminalen T-Negativierungen sowie PQ-Zeitverlängerungen wie bei Digitalis. Im Unterschied zu Digitalis treten jedoch nicht selten auch QT-Verlängerungen und ventrikuläre Leitungsstörungen mit QRS-Verbreiterungen über 0,10 s auf.

Entzündliche und infektiös-toxische Myokardschädigungen machen sich ebenfalls zunächst in ST-Senkungen und präterminalen T-Negativierungen im Sinne eines Innenschichtschadens bemerkbar. In schweren Fällen werden in späteren Stadien spitznegative T-Wellen im Sinne eines koronaren T registriert. Meist sind die Ableitungen $V_4 - V_6$, selten auch die rechtspräkordialen Ableitungen $V_1 - V_3$ betroffen. Als Ursache kommt eine Vielzahl von Erkrankungen in Betracht, wie etwa Cholezystitis, Viruspneumonie, Typhus abdominalis, Tuberkulose, Anämien, Polyarthritis, Allergien u. a.

Schließlich können sich diese Schäden oft auch als Störungen der Erregungsausbreitung (AV-Block, Schenkelblock und Typenwechsel) und als Arrhythmien (Extrasystolen, Vorhofflattern und -flimmern) bemerkbar machen.

Rhythmusstörungen (Abb. 5)

Die elektrokardiographisch registrierten Spannungsunterschiede schlagen sich als P-Zacken, QRS-Komplexe und T-Wellen in regelmäßiger Reihenfolge und in konstanten Zeitabständen zueinander nieder, so daß der mit einem Zirkel festgehaltene Abstand zwischen zwei benachbarten P-Zacken sowohl dem Abstand aller anderen benachbarten P-Zacken als auch aller RR-Abständen entspricht.

Wenn die mit Hilfe des EKG-Meßlineals festgestellte Herzfrequenz einen Wert zwischen 60 und 100/min erreicht, so spricht man von einem regelmäßigen Sinusrhythmus. Liegt die Herz-

Abb. 5. Rhythmusstörungen des Herzens im EKG. Die dritte Erregung bei wanderndem Schrittmacher mit negativer Zacke deutet auf eine Erregung im unteren Sinusknoten (Sinus coronarius) hin. Die zweite Erregung bei interponierten Extrasystolen zeigt eine vorzeitige supraventrikuläre, die vierte eine vorzeitige ventrikuläre Reizbildung an. Bei einer Tachykardie ist die Frequenz immer über 100/min. Bei Vorhofflattern besteht eine regelmäßige Überleitung mit konstanter Frequenz der Kammererregung, während bei Vorhofflimmern eine absolute Arrhythmie gesehen wird. Beim WPW-Syndrom erkennt man einen wellenförmigen Anstieg zur R-Zacke (Delta-Wellen) und eine Diskordanz von QRS-Komplex und T-Wellenausschlagsrichtung

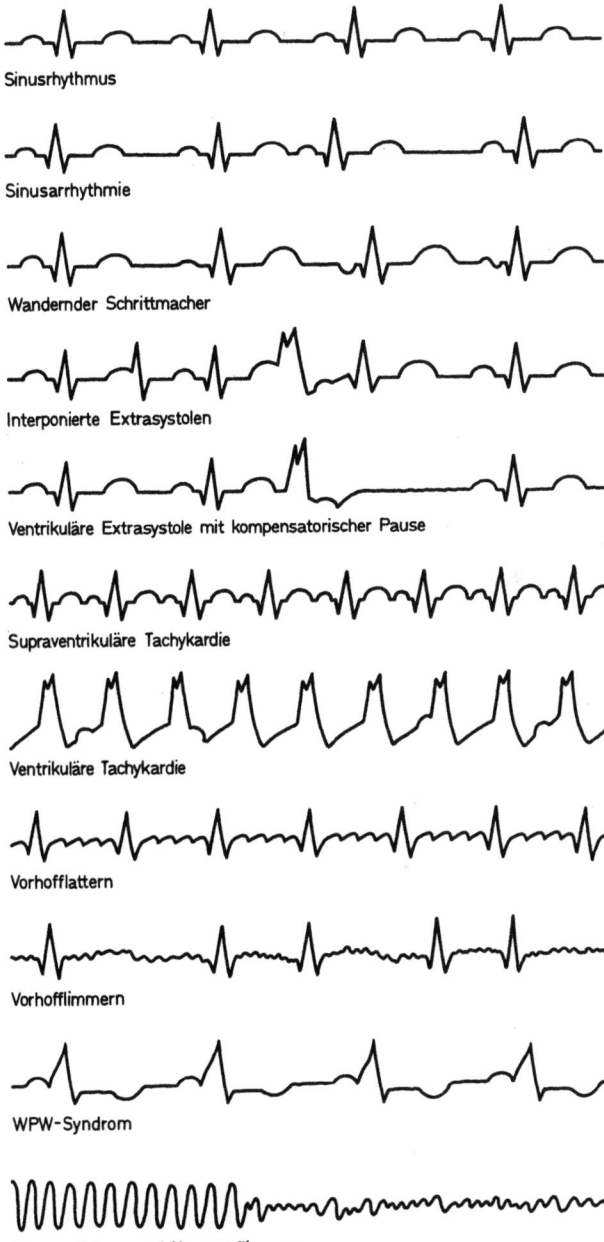

frequenz über 100/min, so handelt es sich um eine Sinustachykardie, liegt sie unter 60/min, wird eine Sinusbradykardie diagnostiziert.

Geringgradige Schwankungen des Sinusrhythmus mit leichten Unterschieden in den PP-, RR- oder TT-Abständen sind bei vielen Gesunden nachweisbar, sie werden in der Regel respiratorisch beeinflußt. Man spricht von einer respiratorischen Sinusarrhythmie, die bei Jugendlichen und starken Vagotonikern am ausgeprägtesten ist (Abb. 5). Im Inspirium nimmt die Sinusfrequenz zu, d. h. die PP-Abstände werden kürzer, im Exspirium nimmt die Sinusfrequenz ab. Von der Atmung unabhängige Sinusarrhythmien werden bisweilen bei Zerebralsklerose, bei koronarer Herzkrankheit und bei arterieller Hypertonie gefunden, aber auch bei stark vegetativ stigmatisierten Jugendlichen.

Wenn die Reizbildung nicht nur vom Sinusknoten her erfolgt, sondern ihren Ursprung noch in anderen Bereichen der Vorhöfe oder des Reizleitungssystems (His-Purkinje) hat, so spricht man von Reizbildungsstörungen im Sinne von Extra- oder Ersatzsystolen.

Die Ersatzsystolen sind passive, heterotope Reizbildungsstörungen, die bei Verlangsamung oder Ausfall der Reizbildung im Sinusknoten sowie bei Blockierung der AV-Überleitung der Sinuserregung zur Wirkung gelangen. Dabei übernehmen die sekundären und tertiären Automatiezentren im AV-Knoten und in der Kammer als Ersatzsystolen die Schrittmacherfunktion des Sinusknotens.

Die Vorhöfe werden bei Reizbildung im AV-Knoten gewöhnlich retrograd, d. h. von unten nach oben erregt, so daß P in den Ableitungen II, III und aVF negativ wird. Je nach Ursprungsort der heterotopen Reizbildung ist entweder die PQ-Zeit unter 0,12 s verkürzt oder es sind keine P-Zacken mehr zu sehen, da sie in den QRS-Komplexen verschwinden. Schließlich können die P-Zacken den normal geformten, nicht verbreiterten QRS-Komplexen mit konstantem Abstand im Bereich der ST-Strecken folgen. Man spricht von oberer, mittlerer und unterer Knotenersatzsystole. Sollte dieser Reizbildungsort rhythmusbestimmend werden, so spricht man von dem entsprechenden AV-Knotenersatzrhythmus.

Liegt der Reizursprung ausnahmsweise rechtsatrial im Bereich der Mündung des Sinus coronarius (Zahn-Sinusknoten), so kommen ebenfalls negative P-Zacken in den Ableitungen II, III und aVF zur Darstellung. Im Gegensatz aber zum oberen Knotenrhythmus ist ein normales AV-Intervall mit einer PQ-Zeit von über 0,12 s nachweisbar (Sinus-coronarius-Rhythmus). Wenn auch die Automatiezentren im Bereich der Vorhöfe und des AV-Knotens sowie des His-Bündels ausfallen, so muß die Reizbildung in einem der Reizleitungsschenkel erfolgen. Entspringt die Erregung im linken Schenkel, so entsteht ein verbreiterter QRS-Komplex, der dem Bilde eines Rechtsschenkelblockes entspricht, da der rechte Schenkel zeitlich nach dem linken Schenkel erregt wird und nicht gleichzeitig mit diesem, wie es bei einer normalen Reizleitung vom AV-Knoten aus der Fall sein würde. Bei einer Reizbildung im rechten Schenkel oder der rechten Herzkammer als Ursprung werden deshalb linksschenkelblockartig veränderte Kammerkomplexe registriert. Die typische Frequenz der Kammerautomatie oder des Kammereigenrhythmus liegt um 40/min oder darunter.

Bei koronarsklerotisch bedingten Minderdurchblutungen und infektiös-toxischen Myokardschäden kann die Schrittmacherfunktion des Sinusknotens auch durch eine ausgeprägte Vagotonie in Mitleidenschaft gezogen werden. Bei periodisch wechselnder Vaguswirkung kann es dann zu einem wandernden Schrittmacher kommen, in dem die Ersatzreizbildung mit zunehmender Vagotonie vom unteren Sinusknoten (Zahn) zum AV-Knoten verlagert wird und bei Nachlassen der parasympathischen Wirkung wieder in den Sinus-coronarius-Bereich zurückkehrt. Im EKG verkürzt sich die PQ-Zeit, bzw. $P_{II,III,aVF}$ wird zunehmend negativ mit absteigendem Reizursprung. Gleichzeitig sinkt die Herzfrequenz (Abb. 5).

Von den passiven heterotopen Reizbildungsstörungen müssen die aktiven heterotopen Reizbildungsstörungen abgegrenzt werden. Hier kommt es trotz normaler Schrittmacherfunktion des Sinusknotens zu vorzeitigen Erregungen und Kontraktionen des ganzen Herzens oder eines einzelnen Herzteils. Der Rhythmus des Herzens wird dadurch gestört. Man spricht von Extrasystolen.

Die supraventrikulären Extrasystolen entstehen im Sinusknoten, in den Vorhöfen und im AV-Knoten. Die ventrikulären Extrasystolen kommen durch vorzeitige Erregungen im Bereich der Herzkammern oder der Reizleitungsschenkel zustande. Bei den supraventrikulären Extrasystolen werden im EKG QRS-Komplexe registriert, die sich nicht von den Kammerkomplexen während des Sinusrhythmus unterscheiden. Die ventrikulären Extrasystolen sind schenkelblockartig deformiert wegen der späteren Erregung der vom Reizbildungsursprung weiter entfernten Herzmuskulatur.

Wird der Sinusrhythmus durch die Extrasystole nicht beeinträchtigt, d. h. bleiben die RR-Abstände vor, während und nach Einfall der Extrasystole unverändert, so spricht man von einer interponierten Extrasystole. Diese Form findet man vor allem bei langsameren Herzfrequenzen, wenn die Extrasystole so einfällt, daß die nachfolgende Sinusknotenerregung die von der Extrasystole erregten Herzmuskelabschnitte erst am Ende der Repolarisation erreicht, so daß diese Abschnitte wieder depolarisiert werden können. Das ist meist der Fall, wenn die Extrasystole am abfallenden Schenkel oder am Ende der T-Welle einfällt (Abb. 5). Wird die meist ventrikuläre Extrasystole mit schenkelblockartig deformiertem Kammerkomplex elektrokardiographisch einige Zeit nach dem Ende der T-Welle registriert, so folgt dieser Extrasystole meist eine P-Zacke. Der anschließende, normal geformte QRS-Komplex fehlt jedoch. Erst die nächste Reizbildung vom Sinusknoten aus zeigt wieder ein normales EKG-Bild. Die PP-Intervalle bleiben dabei unverändert, während der RR-Abstand der zwei Normalschläge, die Extrasystole zwischen sich einschließend, genau doppelt so groß ist wie der RR-Abstand bei normalem Sinusrhythmus ohne Extrasystolie (Abb. 5). Man spricht von einer Extrasystole mit kompensatorischer Pause.

Bei den supraventrikulären Extrasystolen können Sinusextrasystolen, Vorhofextrasystolen und AV-Knotenextrasystolen unterschieden werden. Bei den Sinusextrasystolen zeigt das extrasystolische P absolut keine formale Abweichung von der normalen P-Zacke, da die vorzeitige Reizbildung ebenfalls im Sinusknoten entsteht. Das PP-Intervall von der Sinusextrasystole zur vorangehenden P-Zacke ist kürzer, während das nachfolgende PP-Intervall identisch mit den nicht extrasystolisch veränderten PP-Abständen ist. Bei den Vorhofextrasystolen ist die vorzeitig einfallende P-Zacke um so mehr deformiert, je weiter der Reizursprung vom Sinusknoten entfernt ist. Hierbei sind viele Variationen je nach zeitlichem Einfall der Vorhofextrasystole möglich, da der Reizursprung relativ nahe dem Sinusknoten liegt und dadurch die Reizleitung bis zur nächsten Sinusknotenerregung mittels der bestehenden oder nicht bestehenden Refraktärphase stark beeinflussen kann.

Die AV-Knotenextrasystolen entsprechen ihrem Bilde nach den AV-Knotenersatzsystolen. Im Gegensatz zu diesen fallen die Extrasystolen jedoch vorzeitig ein. Bei den Kammerextrasystolen kann man die linksventrikulären mit dem elektrokardiographischen Bildes eines Rechtsschenkelblocks von den rechtsventrikulären Extrasystolen mit dem elektrokardiographischen Bild eines Linksschenkelblocks differenzieren.

Die paroxysmalen Tachykardien (anfallsweises Herzjagen) beginnen und enden in der Regel ganz plötzlich. Ihre Dauer reicht von Sekunden bis zu Minuten, Tagen und Wochen. Die Frequenz liegt zwischen 120 und 250/min, in der Regel um 180/min. Bei längerem Anhalten des Anfalles kann es zu Angina-pectoris-Anfällen und ST-Streckensenkungen im EKG kommen.

Diese EKG-Veränderungen sind noch lange nach dem Anfall über Stunden und Tage nachweisbar (Posttachykardiesyndrom).

Bei den supraventrikulären Formen der paroxysmalen Tachykardie kann die Sinustachykardie, die ohne EKG-Veränderung gegenüber dem Sinusrhythmus einhergeht, von der paroxysmalen Vorhoftachykardie mit deformierten P-Zacken unterschieden werden. Weiterhin sind auch paroxysmale Knotentachykardien mit fehlenden oder negativen P-Zacken in den Ableitungen II, III und aVF unmittelbar vor oder nach den QRS-Komplexen zu erkennen.

Schließlich geht auch das Wolff-Parkinson-White-Syndrom (WPW-Syndrom) in etwa zwei Drittel der Fälle mit paroxysmalen, meist supraventrikulären Tachykardien einher. Elektrokardiographisch ist es folgendermaßen charakterisiert: Die PQ-Zeit ist unter 0,12 s verkürzt, der QRS-Komplex infolge eines trägen Initialteils (sog. Delta-Welle) verbreitert, das ST-T-Segment zeigt eine der Delta-Welle und der Hauptausschlagsrichtung des QRS-Komplexes entgegengerichtete (diskordante) Abweichung (Abb. 5).

Die kurze PQ-Zeit mit der nachfolgenden Delta-Welle, d. h. dem trägen Beginn des QRS-Komplexes, ist Ausdruck der vorzeitigen Erregung vorhofnaher Bereiche der Kammermuskulatur infolge einer abnorm beschleunigten Reizleitung. Diese Präexzitationswelle wird dann auf Kammerebene verlangsamt, da sie zunächst auf myokardialem Weg weiterläuft und keine spezifischen Reizleitungsbahnen benutzt. Indessen hat auch die normal über die Vorhöfe und den AV-Knoten ablaufende Erregungswelle das His-Purkinje-System erreicht und trifft hier synchron mit der Präexzitationswelle zusammen, so daß eine Kombinationssystole zur weiteren Kammererregung entsteht. Je nach der vektoriellen Projektion der Delta-Welle auf die Horizontalebene unterscheidet man den häufiger vorkommenden sternal positiven Typ A, d. h. die Delta-Welle ist in Ableitung V_1 positiv, vom sternal negativen Typ B mit negativer Delta-Welle in Ableitung V_1. In den Ableitungen $V_4 - V_6$ sind die Delta-Wellen beider Typen fast immer positiv, verbunden mit einem Verlust der hier normalerweise vorkommenden Q-Zacken. Andererseits können ausgeprägte Q-Zacken in Ableitung III im Sinne eines Hinterwandinfarktes vorgetäuscht werden, wenn es sich um einen Linkstyp mit negativen Delta-Wellen in Ableitung III handelt.

Von dem WPW-Syndrom ist das Lown-Ganong-Levine-Syndrom (LGL-Syndrom) zu unterscheiden. Hier findet man eine verkürzte PQ-Zeit unter 0,12 s bei fehlender Delta-Welle und normalen QRS-Komplexen. Außerdem weisen die ST-Segmente keine Diskordanz zu den QRS-Komplexen wie beim WPW-Syndrom auf. Bei diesem Syndrom wird angenommen, daß die Präexzitationswelle über eine spezielle Reizleitungsbahn im Vorhof (James-Bündel) abläuft und den AV-Knoten ohne Zwischenschaltung von Kammermuskulaturbezirken erreicht, so daß dieser Knoten für die nachfolgende reguläre Erregungswelle vom Vorhof aus refraktär wird. Definitionsgemäß kann also nur dem LGL-Syndrom und nicht dem WPW-Syndrom die Präexzitationswelle als Antesystole zugeschrieben werden. Beim WPW-Syndrom liegt bekanntlich eine Kombinationssystole vor.

Die Tachykardien werden durch falsche Erregungsleitungen infolge des Wiedereintritts der Erregungswelle in vorzeitig repolarisierte Myokardbezirke (Reentry-Mechanismen) ausgelöst.

Die ventrikuläre Tachykardie tritt häufiger nach vermehrten ventrikulären Extrasystolen als extrasystolische Form auf. Seltener ist die essentielle Form ohne vorangehende Extrasystolen.
Das EKG zeigt eine von der Vorhofaktion unabhängig auf 150–200/min beschleunigte Kammertätigkeit. Die QRS-Komplexe sind schenkelblockartig deformiert. Die P-Zacken erscheinen entsprechend dem langsameren Sinusrhythmus ohne fixe Relation zu den QRS-Komplexen (Abb. 5).
Bei der Parasystolie ist die Frequenz des heterotopen Schrittmachers oft niedriger als die Schrittmacherfrequenz des Sinusknotens. Dann muß eine Schutzblockierung der Erregungswelle vorausgesetzt werden, welche die Depolarisation des parasystolischen Zentrums durch den Grundrhythmus verhindert. Elektrokardiographisch gelangen dabei neben dem Sinusrhythmus monotope, d. h. gleichgeformte, meist ventrikuläre Extrasystolen zur Darstellung, die einen regelmäßigen, im Vergleich zum Sinusrhythmus etwas langsameren Rhythmus aufweisen, der nur unterbrochen wird, wenn diese Erregungswelle in die absolute Refraktärphase zwischen dem QRS-Komplex und der T-Welle des Sinusrhythmus fällt (S. 50, Abb. 7).
Beim Vorhofflimmern kommt es zur unkoordinierten Depolarisation zahlreicher kleiner und kleinster Myokardareale im Bereich des Vorhofs infolge diffus verlängerter Leitungszeiten, diffus verkürzter Refraktärzeiten oder allgemein erhöhter Erregbarkeit.
Elektrokardiographisch gelangen kleine, unregelmäßig geformte, ineinander übergehende P-Zacken zur Darstellung, die durch ihr stetiges Vorhandensein die isoelektrischen Linien und die T-Wellen verändern. Die QRS-Komplexe fallen wegen der unentwegt veränderten Überleitung unregelmäßig ein, lassen sich jedoch von den wellenförmigen P-Zacken nicht verändern. Man spricht von einer absoluten Arrhythmie bei Vorhofflimmern (Abb. 5).
Im Gegensatz zum Vorhofflimmern besteht beim Vorhofflattern noch eine gleichmäßig ablaufende Erregungsfolge. Auch hier wird die Erregung nicht immer auf den AV-Knoten übergeleitet.
Durch die Interferenz der beiden Schrittmacherzentren im Sinusknoten und im Vorhof kommt es zu einer dauerndenÄnde-

rung der Leitungsverhältnisse, die eine regelmäßige Erregung des AV-Knotens zur Folge haben, falls kein totaler AV-Block vorliegt.
Elektrokardiographisch hat man eine kontinuierliche Folge der sägezahnähnlich verformten P-Zacken als Flatterwellen mit einer Frequenz von 280 – 300/min. Die Kammerfrequenz steht dazu in einem ganzzahligen Verhältnis, welches 2 : 1, 3 : 1 oder 4 : 1 sein kann. Bei einem 2 : 1- oder bei einem 3 : 1-Verhältnis besteht somit eine erhebliche Tachykardie, die lebensbedrohlich sein kann und einer umgehenden Behandlung bedarf (Abb. 5). Flimmern und Flattern können im Vorhof- und im Kammerbereich auftreten. Während Vorhofflimmern keine unmittelbare Gefahr für die Herztätigkeit mit sich bringt, kommt Kammerflimmern einem Herzstillstand gleich. – Kammerflattern geht weitaus häufiger als Vorhofflattern binnen kurzer Zeit in Flimmern über. Hauptursache hierfür ist eine ischämische Myokarderkrankung, wodurch es zu einer vermehrten Ausschwemmung von K^+ aus den Herzmuskelzellen kommt. Diese myokardialen Kaliumverluste bewirken eine gesteigerte Erregbarkeit des Herzens mit verkürzten Leitungs- und Refraktärzeiten. Neben der Myokardhypoxie sind vor allem aktive, ventrikuläre Heterotopien als Ursache des Kammerflimmerns in Betracht zu ziehen, wenn sie in die sogenannte vulnerable Phase des spezifischen Reizleitungssystems fallen und damit dessen Erregbarkeit extrem steigern. Diese vulnerable Phase befindet sich am Ende der systolischen Repolarisation, d. h. im allgemeinen kurz vor der Spitze der T-Welle. Der Vorzeitigkeitsindex (QR'/QT) beträgt 0,8 oder darunter (R' ist der QRS-Beginn der Extrasystole). Man bezeichnet diese Situation auch als „R-auf-T-Phänomen". Elektrokardiographisch macht sich das Kammerflattern in schmalbasigen, spitzbogigen, gleichmäßig hohen Wellen bemerkbar, die in ununterbrochener Reihenfolge ablaufen. Das Kammerflimmern hingegen zeigt unregelmäßige Ausschläge von oft so kleiner Amplitude, daß sie kaum sichtbar sind (Abb. 5).

Bradykarde Rhythmusstörungen (Abb. 6)

Sie umfassen vor allem Störungen im Reizbildungs- und im Reizleitungssystem, die eine Verzögerung oder eine Unter-

brechung der normalen Erregungsausbreitung in die verschiedenen Herzmuskelabschnitte hervorrufen. Sie werden als Block bezeichnet. Je nach dem Sitz der Störung im Reizleitungssystem unterscheidet man einen sinuaurikulären, einen atrioventrikulären und einen intraventrikulären Block. Die intraventrikulären Blockbildungen sind die weiter oben beschriebenen Schenkelblöcke im His-Purkinje-System (S. 28). Wenn die Überleitung in den Schenkeln vorgeschalteten Zentren des Reizleitungssystems verzögert oder blockiert ist, kommt es zu elektrokardiographisch nachweisbaren Veränderungen der PQ-Abstände.
Bei einem AV-Block 1. Grades überschreitet die PQ-Zeit 0,20 s.
Der AV-Block 2. Grades wird in die Typen Mobitz I und Mobitz II unterteilt. Den Typ I des AV-Blocks 2. Grades kennzeichnet die Wenckebach-Periodik, die elektrokardiographisch durch eine regelmäßig zunehmende Verlängerung der PQ-Distanz bis zu einem Höchstwert, nach dem die AV-Überleitung ganz ausfällt, nachgewiesen werden kann.
Typ Mobitz II des AV-Blocks 2. Grades besteht in zeitweiligen Leitungsausfällen, wobei die PQ-Zeitintervalle der übergeleiteten Schläge normal oder konstant verlängert bleiben (Abb. 6).
Die Leitungsausfälle können regelmäßig (z. B. nur jede 2., 3. oder 4. Vorhoferregung wird übergleitet als 2 : 1-, 3 : 1-, 4 : 1-Überleitung), nur vereinzelt oder aufeinanderfolgend auftreten. Typ Mobitz II ist sehr häufig mit einem bifaszikulären Schenkelblock, etwa linksanterioren Hemiblock und Rechtsschenkelblock, vergesellschaftet. Man spricht dann von einem trifaszikulären Block.
Beim AV-Block 3. Grades, der auch totaler AV-Block genannt wird, schlagen Vorhöfe und Herzkammern dissoziiert im Rhythmus ihrer eigenen Schrittmacher. Im EKG erscheinen die Vorhofzacken und die QRS-Komplexe ohne jegliche gegenseitige Beziehungen. P-Zacken folgen einander mit der ihnen eigenen, gegenüber den Kammern schnelleren Frequenz des Grundrhythmus und wandern immer wieder durch die QRS-Komplexe hindurch. Diese sind entweder normal breit und besitzen eine Frequenz zwischen 40 und 60/min, wenn die heterotope Erregungsbildung im AV-Knoten er-

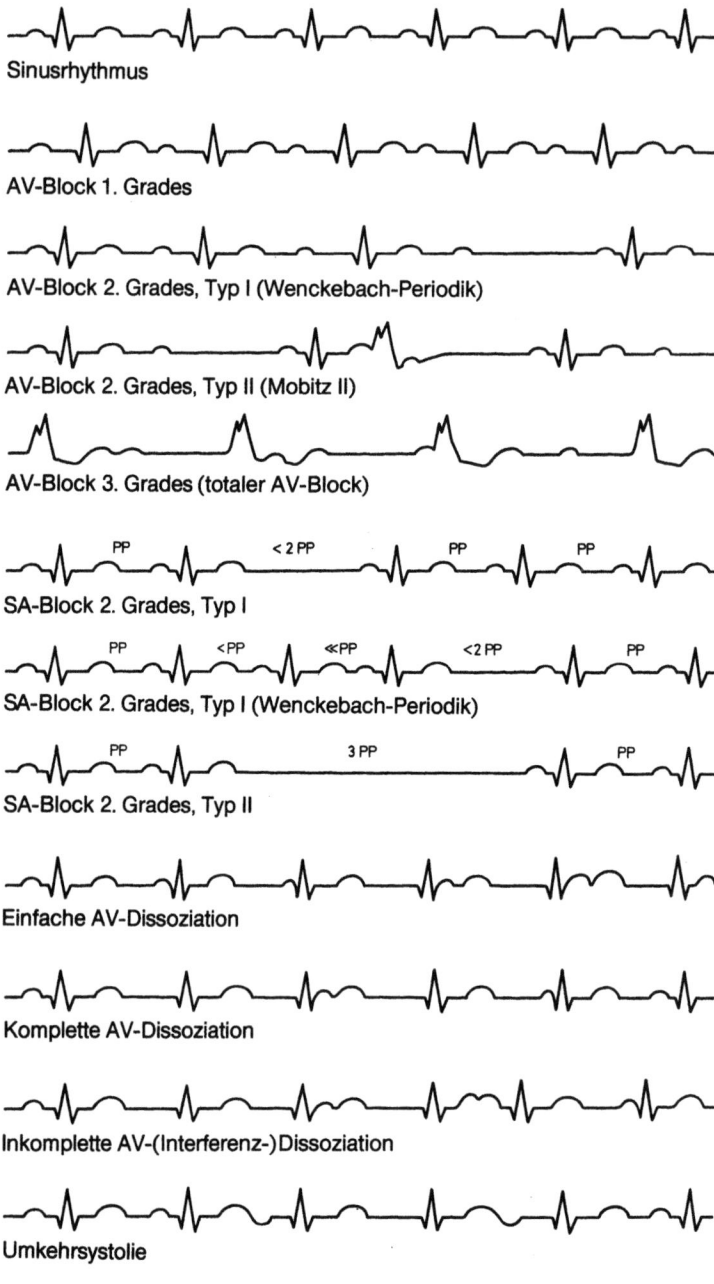

folgt, oder sie sind über 0,14 s verbreitert und besitzen eine Frequenz unter 40/min, wenn die Kammererregung aktiv in einem der Schenkel gebildet wird. Der totale AV-Block kann unvermittelt in eine ischämiebedingte Asystolie übergehen. Alle unvermittelt und anfallsartig auftretenden Asystolien werden als Morgagni-Adams-Stokes-Syndrom bezeichnet.
Der sinuaurikuläre Block (SA-Block) ist schwerer zu erkennen, da die Erregung im räumlich nicht sehr ausgedehnten Sinusknoten elektrokardiographisch nicht zur Darstellung gelangt. Im Grund kann der SA-Block 1. Grades im EKG nicht diagnostiziert werden, da das Intervall zwischen Sinus- und

---

Abb. 6. Reizleitungsstörungen im EKG. Bei einem AV-Block 1. Grades ist die PQ-Zeit konstant über 0,20 s verlängert. Bei einem AV-Block 2. Grades Typ I (Wenckebach-Periodik = Mobitz I) verlängert sich die PQ-Zeit periodisch bis zum Ausfall der Kammererregung (QRS-Komplex). Beim ersten Schlag danach wieder normale PQ-Zeit. Typ Mobitz II und totaler AV-Block siehe Text. Beim SA-Block 2. Grades Typ I sind die P-Zackenabstände mehrfach gleich lang. Dann folgt eine Verlängerung des P-Zackenabstandes, der jedoch kleiner ist als die Summe von zwei PP-Intervallen. Beim SA-Block 2. Grades Typ I mit Wenckebach-Periodik verkürzt sich der P-Zackenabstand von Erregung zu Erregung, bis es zu einer Pause kommt, die kürzer als das doppelte PP-Intervall der nachfolgenden Erregung ist. Der SA-Block 2. Grades Typ II zeigt sporadisch Herzpausen von der Dauer eines doppelten oder mehrfachen PP-Abstandes, etwa 3 PP, wie in der Abbildung
Bei der einfachen AV-Dissoziation wird die P-Zackenfrequenz geringgradig niedriger als die Frequenz der QRS-Komplexe, so daß die P durch QRS hindurchwandern (Weiteres s. Text). Die komplette AV-Dissoziation zeigt unterschiedliche PP-Intervalle, während die QRS-Komplexe gleiche Abstände aufweisen. Die Abstände von P-Zacken und QRS-Komplexen unterscheiden sich nur unwesentlich voneinander. Erregungsüberleitungen vom Vorhof zur Kammer kommen nicht vor im Gegensatz zur einfachen AV-Dissoziation. Bei der Interferenzdissoziation sind die QRS-Abstände etwas geringer als die PP-Intervalle, so daß die P-Zacken durch die QRS-Komplexe hindurchwandern. Im Unterschied zur einfachen AV-Dissoziation können die Vorhöfe jedoch nicht retrograd vom AV-Knoten erregt werden, so daß keine negativen P-Wellen sichtbar werden.
Die Umkehrsystolie ist durch zeitweise negative P-Wellen gekennzeichnet, die sich dem T-Wellenende auflagern. Die PQ-Zeit ist dann meist über 0,20 s verlängert. Die nachfolgenden QRS-Komplexe unterscheiden sich geringfügig von den QRS-Komplexen mit vorausgehenden, normal geformten P-Wellen und nicht verlängerter PQ-Überleitungszeit (Weiteres s. Text)

Vorhoferregung nicht meßbar ist. Er macht sich oft mit einer Sinusbradykardie mit Frequenzen um 45 – 55/min bemerkbar, die auch auf einer gestörten Schrittmacherfunktion des Sinusknotens beruhen kann. Zeitweiser Sinusstillstand und ein Bradykardie-Tachykardie-Syndrom (häufiger Wechsel von Sinusbradykardie und Vorhofflimmern oder -flattern) sind weitere indirekte Hinweise auf ein Sinusknotensyndrom (sick sinus syndrome).

Der SA-Block 2. Grades wird entsprechend dem AV-Block 2. Grades in zwei Typen unterteilt. Die Wenckebach-Periodik des SA-Blocks 2. Grades Typ I kann elektrokardiographisch immer dann vermutet werden, wenn eine auffallend längere Pause nach einer Reihe von regelrecht einfallenden EKG-Komplexen entsteht und diese Pause kürzer als das doppelte PP-Intervall der der Pause unmittelbar folgenden EKG-Komplexe ist (Abb. 6). Die der Pause vorangehenden EKG-Komplexe weisen dabei entweder immer gleiche PP-Intervalle auf oder die PP-Intervalle werden zunehmend kürzer, bis es schließlich zur Pause kommt.

Der SA-Block 2. Grades Typ II besteht in einer intermittierenden Leitungsunterbrechung zwischen Sinusknoten und Vorhof, so daß der Sinusreiz den Vorhof gar nicht erreicht und eine oder mehrere ganze Herzaktionen ausbleiben. Bei regelmäßigem Sinusrhythmus fallen demnach zwischen zwei normalen Komplexen, deren Abstand einem doppelten oder normalen PP-Intervall entspricht, plötzlich ein oder mehrere Vorhof-Kammer-Komplexe gänzlich aus (Abb. 6).

Der totale SA-Block (3. Grades) oder der sich über mehrere Zyklen erstreckende SA-Block 2. Grades Typ II ist von einem Sinusstillstand nicht zu unterscheiden. Es kommt zu einem Stillstand des ganzen Herzens, bis ein sekundäres oder tertiäres Automatiezentrum einspringt. Übernimmt dieses seine Schrittmacherfunktion nur verzögert, wird unter Umständen ein Morgagni-Adams-Stokes-Anfall ausgelöst.

Eine Sonderform von Leitungsstörungen stellen die AV-Dissoziationen dar. Hierbei existiert neben dem Reizbildungszentrum im Sinusknoten ein weiteres Reizbildungszentrum im AV-Knoten, das in seinem Rhythmus von der Sinusknotenerregung meist unbeeinflußt bleibt.

Die einfache AV-Dissoziation wird dadurch hervorgerufen, daß während kurzer Zeit die Frequenz des Sinusknotens und der nachfolgenden Vorhoferregung etwas niedriger ist als diejenige des AV-Knoten-Ersatzschrittmachers der Herzkammern. Das EKG der einfachen AV-Dissoziation läßt positive P-Zacken erkennen, die eine geringgradig niedrigere Frequenz als die QRS-Komplexe zeigen. Die P-Zacken wandern durch QRS hindurch, so daß das Verhältnis von P zu QRS ständig wechselt. Die P-Zacken erscheinen in Abhängigkeit vom Frequenzunterschied vor oder nach QRS. Zeitweise sind sie auch in den QRS-Komplexen verborgen. Wenn die P-Zacken nicht in zu kurzem Abstand vor QRS liegen, so kommt eine normale Überleitung zustande. Oft leitet diese wieder einen regelmäßigen Sinusrhythmus ein. Die QRS-Komplexe sind entsprechend dem AV-Ursprung nicht deformiert (Abb. 6).

Eine komplette AV-Dissoziation wird dann beobachtet, wenn infolge nur geringgradig verschiedener Sinus- und AV-Frequenz die Vorhöfe und Kammern über längere Zeit dissoziiert schlagen. Die P-Zacken erscheinen in wechselnden Abständen dauernd kurz vor, im oder nach dem QRS-Komplex, der eine regelmäßige Schlagfolge aufweist. Überleitungen kommen nicht vor (Abb. 6). Klinisch wird die einfache AV-Dissoziation, vor allem bei starker Vagotonie mit wechselnder Sinusbradykardie, etwa bei Sportlern und bei Karotissinusdruck beobachtet. Die komplette AV-Dissoziation kommt bei vielen Kardiomyopathien vor.

Die inkomplette AV-Dissoziation (Interferenz-Dissoziation) kann dann elektrokardiographisch nachgewiesen werden, wenn der AV-Knotenrhythmus eine deutlich höhere Frequenz hat als der Sinusrhythmus und die Vorhoferregung nur orthograd vom Sinusknoten aus erfolgen kann, da die retrograde Erregung vom AV-Knoten aus blockiert ist. Im EKG sind die RR-Abstände kürzer als die PP-Abstände. Die P-Wellen liegen meist kurz vor, in oder kurz nach den QRS-Komplexen. Während dieser Zeit bleiben die RR-Intervalle konstant. Wenn sich die P-Wellen von den QRS-Komplexen so weit entfernt haben, daß sie in den abfallenden T-Wellenschenkel fallen, ist eine Erregung des AV-Knotens vom Vorhof aus möglich, da der AV-Knoten und die Herzkam-

mern nicht mehr refraktär gegen eine neuerliche Erregung sind. Elektrokardiographisch kommt es zu einem vorzeitig einfallenden QRS-Komplex ohne nachfolgende kompensatorische Pause. Entsprechend dem schnelleren AV-Knotenrhythmus liegt die nächste P-Welle wieder kurz vor dem QRS-Komplex oder schon innerhalb von ihm (Abb. 6).
Eine Sonderform der Pararrhythmie ist die Umkehrsystolie. Sie entsteht, wenn die Erregungswelle eines sekundären oder tertiären Automatiezentrums das AV-Bündel retrograd durchläuft, sich auf dem Weg zu den Vorhöfen wieder kammerwärts wendet und eine zweite Kammererregung auslöst. Meist handelt es sich um einen dominierenden AV-Knotenrhythmus. Das retrograd erregte P überlagert sich der T-Welle. Durch die vorzeitige retrograde Erregung ist der Vorhof refraktär gegenüber der nachfolgenden orthograden Erregung vom Sinusknoten aus. In den Vorhöfen kehrt sich die Erregungswelle um und wird orthograd wiederum zum nicht mehr refraktären AV-Knoten geleitet. Die Vorwärtsleitung ist oft etwas verzögert, so daß die PQ-Zeit mehr als 0,20 s beträgt und die nachfolgenden QRS-Systolen kleine Formunterschiede gegenüber den vorhergehenden Systolen zeigen (Abb. 6). Das ist wahrscheinlich noch refraktäritätsbedingt.
Schließlich ist die schon bei den aktiven Heterotopien beschriebene Parasystolie (S. 41) zu erwähnen. Sie war an sich sehr selten, gewann aber durch die Einführung der artifiziellen Schrittmacherimplantation an Bedeutung.

Schrittmacher-EKG (Abb. 7)

Bei den heute üblichen implantierbaren Schrittmachergeräten unterscheidet man frequenzfixierte Schrittmacher und Demand-Schrittmachergeräte. Bei den Demand-Schrittmachern unterscheidet man QRS-synchronisierte oder getriggerte und inhibierende Demand-Schrittmacher. Die frequenzstarren Schrittmacher besitzen eine Eigenfrequenz um 70/min. Die Demand-Schrittmacher sind ebenfalls auf eine Basisfrequenz um 70/min eingestellt. Meist liegt die Automatietätigkeit des kranken Herzens weit unter dieser Frequenz, so daß elektrokardiographisch nicht ersichtlich wird, ob ein frequenzstarrer oder ein Demand-Schrittmacher implantiert wurde. Das wird dann nur aus den sogenannten Schrittmacherpässen der Patienten, die sie immer bei sich führen sollten, ersichtlich. Elektrokardiographisch sieht man die strichförmigen Schrittmacherimpulse, die unmittelbar in linksschenkelblockartig deformierte QRS-Komplexe übergehen, da der stimulierende Schrittmacherelektrodenkopf in der Nähe des vorderen rechtsventrikulären Papillarmuskels plaziert sein sollte (Abb. 7).

Nur wenn die Herzfrequenz der Frequenz der Schrittmacherstimulationen nahekommt oder sie gar überschreitet, wird es meist möglich, zwischen frequenzstarrer und Demand-Schrittmacherstimulation elektrokardiographisch zu unterscheiden (Abb. 7).

Das Schrittmacher-EKG unter frequenzstarrer Stimulation zeigt eine echte Parasystolie, bei der beide Automatiezentren unbeeinflußt nebeneinanderher schlagen.

QRS-synchronisierte Demand-Schrittmacher lassen jedem natürlichen QRS-Potential einen elektrischen Impuls nach einem Intervall von etwa 0,04 ms folgen. Die synchronisierte Reizung trifft das Myokard dann während der absoluten Refraktärzeit der Erregung. In einem Herzfrequenzbereich zwischen 70 und 150/min sind die Schrittmacherstimulationen im abfallenden R-Schenkel elektrokardiographisch zu erkennen. Bleibt die Kammereigenfrequenz deutlich unter 70/min, so übernimmt der Schrittmacher die Herzmuskelerregung mit den strichförmigen Stimulationen unmittelbar folgenden Linksschenkelblockbildern.

Die inhibierenden Demand-Schrittmacher sind heute die weitgehend bevorzugte Methode der Schrittmacherbehandlung. Ihre Schaltung verzichtet auf jede myokardiale Stimulation, solange dem Gerät auf dem Wege der intrakardialen Elektrodensonde eine elektrische Spontanaktivität der Kammern vermittelt wird. Erst beim Unterschreiten der vorprogrammierten Bradykardieschwelle setzt sie sich automatisch mit einer Basisfrequenz um 70/min in Betrieb. Bei ausreichender Kammereigenfrequenz ist elektrokardiographisch somit nicht zu erkennen, ob der Schrittmacher arbeitet oder nicht. Durch perkutanes Auflegen eines Magneten über den Implantationsort der Schrittmacherbatterie jedoch lassen sich

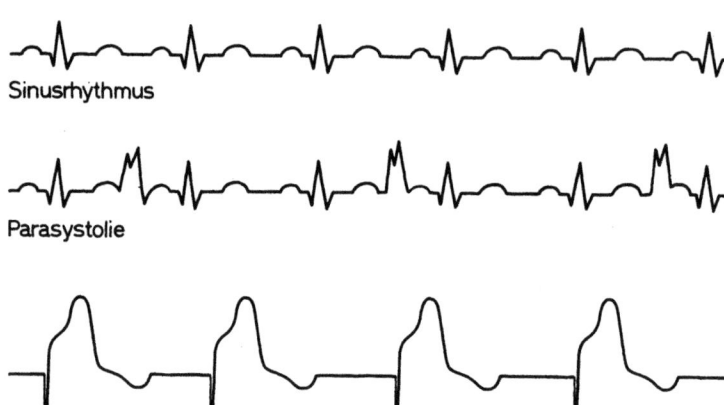

Sinusrhythmus

Parasystolie

Schrittmacher-EKG bei langsamem Eigenrhythmus

Abb. 7. Parasystolien. Dabei liegt ein vom Sinusknoten unabhängiges Reizbildungszentrum meist im Kammerbereich vor mit schenkelblockartig deformierten QRS-Komplexen. Neben dem Sinusrythmus erkennt man einen regelmäßigen Kammereigenrhythmus. Dieser wird nur unterbrochen, wenn die Erregung in die absolute Refraktärphase zwischen dem QRS-Komplex und der T-Welle des Sinusrhythmus fällt. Eine Sonderform der Parasystolie ist die Stimulation des Herzmuskels mit Hilfe eines externen Schrittmachers. Bei langsamem Eigenrhythmus des Herzens dominiert das Schrittmacher-EKG mit seinen schmalen Impulszacken, denen linksschenkelblockartig deformierte QRS-Komplexe folgen. Impulsfrequenz um 70/min. Wenn die Herzfrequenz der Stimulationsfrequenz des Schrittmachers nahekommt oder sie überschreitet, können verschiedene Schrittmachertypen unterschieden werden. Beim frequenzfixierten Schrittmacher erkennt man regelmäßig einfallende Impulse, die vom Herzeigenrhythmus nicht beeinflußt werden können. Gefahr des Kammerflimmerns (Weiteres s. Text). Bei den QRS-synchronisierten Demand-Schrittmachern wird der Impuls durch die vorzeitige Eigenerregung des Herzmuskels in die absolute Refraktärphase (abfallender Schenkel der R-Zacke) hineingezogen, während der Impuls beim inhibierenden Demand-Schrittmacher gelöscht und damit im EKG nicht registriert wird.

Bei der vorhofgesteuerten Kammerstimulation lösen die vom Sinusknoten orthograd erregten P-Wellen eine Kammerstimulation aus (Weiteres s. Text). Die „gepaarte" und die „gekoppelte" Schrittmacherstimulation sowie das »sequential pacing« sind meist den tachykarden Rhythmusstörungen vorbehalten (Weiteres s. Text)

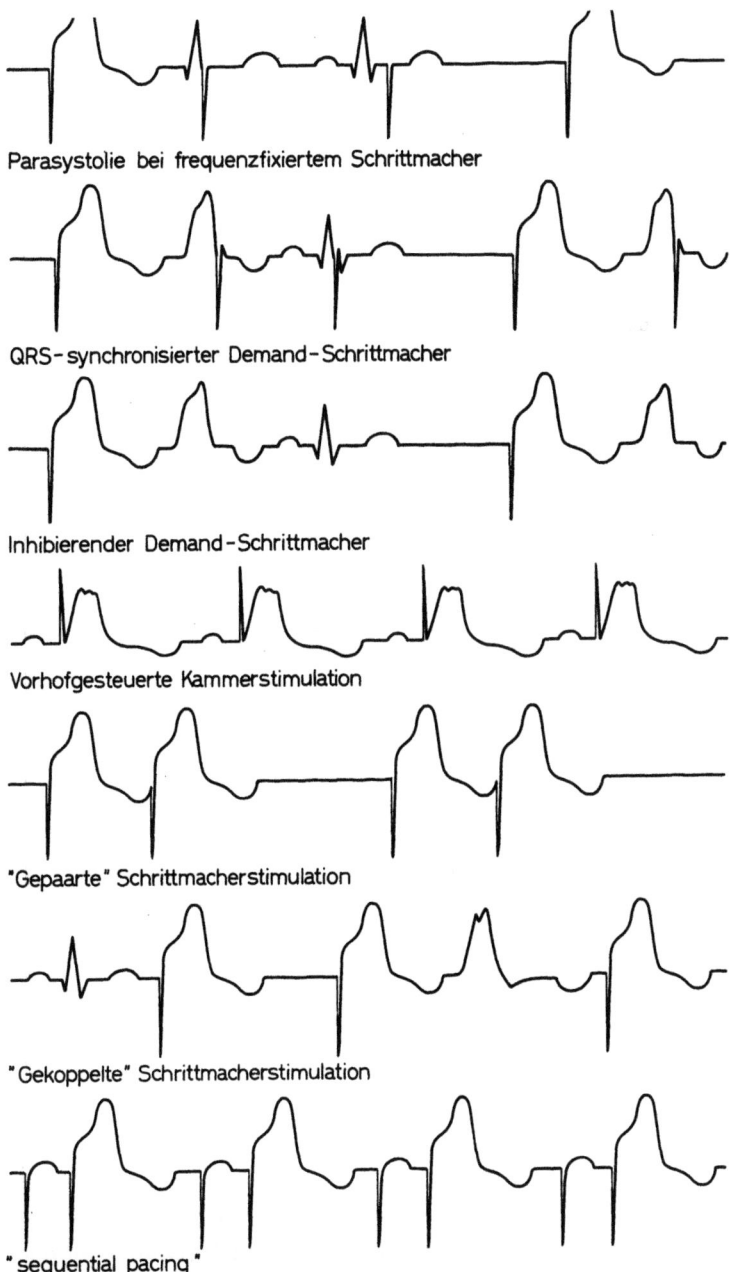

Parasystolie bei frequenzfixiertem Schrittmacher

QRS-synchronisierter Demand-Schrittmacher

Inhibierender Demand-Schrittmacher

Vorhofgesteuerte Kammerstimulation

"Gepaarte" Schrittmacherstimulation

"Gekoppelte" Schrittmacherstimulation

"sequential pacing"

solche inhibierenden Demand-Schrittmacher willkürlich einschalten und bieten so Kontrollmöglichkeiten.
Schließlich erscheint noch die vorhofgesteuerte Kammerstimulation erwähnenswert. Dazu wird eine impulsaufnehmende Elektrode am rechten Vorhof und die stimulierende Reizelektrode am rechtsventrikulären Myokard befestigt. Den Triggersignalen der natürlichen Vorhoferregung folgen in konstantem Zeitabstand die an die Kammern zu ihrer Aktivierung abgegebenen Impulse. Die Wiederherstellung koordinierter Vorhof- und Kammeraktionen bewirkt das Aufrechterhalten der myokardialen Leistungsfähigkeit vor allem auch unter Belastung (Abb. 7).
Die Indikation zur Schrittmacherbehandlung (s. Kap. Behandlung) ist heute nicht nur auf die bradykarden Rhythmusstörungen der Reizbildung und Reizleitung beschränkt. Vor allem paroxysmale supraventrikuläre Tachykardien und salvenartige Extrasystolien können durch Schrittmacherstimulationen verhindert werden. Die aktiven normo- oder heterotopen Reizbildner werden dabei gewissermaßen überfahren. Einmal erhält man durch Ankoppelung eines zweiten Stimulus in bestimmtem Abstand von dem ersten die sogenannte „gepaarte Stimulation". Man erzielt dadurch zwei rasch aufeinanderfolgende elektrokardiographisch registrierbare Depolarisationen mit schenkelblockartig deformierten QRS-Komplexen, wovon jedoch die zweite wegen ihres frühzeitigen Einfalls hämodynamisch unwirksam bleibt.
Der „gepaarten Stimulation" ist meist die „gekoppelte Stimulation" vorzuziehen. Man versteht hierunter die Ankoppelung eines Schrittmacherstimulus an den QRS-Komplex einer spontanen Herzaktion in bestimmtem Abstand (Abb. 7). Unkontrollierte Parasystolien, die bekanntlich zu Kammerflimmern führen können, werden hier in jedem Falle vermieden.
Schließlich erscheint das „sequential pacing" mit Hilfe bifokaler Demand-Schrittmacher erwähnenswert. Es beruht auf einer Doppelstimulation des Herzens, wobei die elektrische Reizung der Kammern zeitgerecht mit einer ebenfalls künstlich induzierten Vorhoferregung gekoppelt wird (Abb. 7). Wie bei der vorhofgesteuerten Kammerstimulation sind hier zwei Elektroden mit sowohl atrialem als auch ventrikulärem

Kontakt notwendig. Der inhibierende Demand-Schrittmacher vermag wahlweise auf Vorhof- oder Kammeraktivitäten zu reagieren. Diese Art der Stimulation entspricht dem physiologischen Erregungsablauf ebenso wie die vorhofgesteuerte Kammerstimulation. Vorhofflimmern ist hierfür kontraindiziert.

Inzwischen sind die Schrittmacher nicht nur mit impulsgebenden (stimulierenden), sondern auch mit herzimpulsaufnehmenden (sensierenden) Systemen ausgerüstet.

Gängige Systeme etwa sind VVIO, AAIM, VDD, DVI, DDD oder VVIM. Der 1. Buchstabe bezieht sich auf den Stimulations-, der 2. auf den Sensierungsort, der 3. auf den Sensierungsmodus und der 4. auf die Programmierbarkeit. V steht für ventrikulär, A für atrial, I für inhibiert, T für getriggert, D für dual (A+V oder T/I), O für nicht und M für programmierbar.

Die frequenzstarren Schrittmacher sind mittlerweile nur noch von historischem Interesse.

Phonokardiographie (Tabellen 8 und 9)

Mit der Phonokardiographie gelingt eine zeitliche Zuordnung der Auskultationsphänomene zum Elektrokardiogramm und zu mechanokardiographisch gewonnenen Kurven. Die phonokardiographischen Ableitungspunkte über dem Herzen sollten den beschriebenen Auskultationspunkten des Herzens (S. 11) entsprechen. Auch die dort beschriebenen Möglichkeiten zur optimalen Wahrnehmung der Geräuschphänomene mit Hilfe von Körperhaltungsänderungen oder unterschiedlicher Atemlage sollten bei der Phonokardiographie volle Berücksichtigung finden.

Durchschnittlich beginnt der 1. Herzton 0,05 s nach Beginn der Q-Zacke im EKG. Ein verspäteter 1. Herzton mit einem Abstand von mehr als 0,07 s kommt bei der Mitralstenose durch eine verminderte Füllung des linken Ventrikels und bei herabgesetzter myokardialer Kontraktionskraft vor.

Wenn die Dauer des 1. Herztons über 0,10 s verlängert ist, so liegt meistens eine Spaltung des 1. Herztones vor. Hier ist vor

Tabelle 8. Die Differenzierung der Herzschallbildabweichungen

1. Herzton
    Amplitude: Vergrößert bei verkürzter PQ-Zeit, etwa bei Tachykardien, bei WPW- und LGL-Syndrom. Verringert bei verlängerter PQ-Zeit, etwa bei AV-Block 1. Grades, bei Mitralinsuffizienz. Verspätet bei Mitralstenose, bei absoluter Arrhythmie durch Vorhofflimmern.
    Spaltung: Bei Herzgesunden, bei Trikuspidalstenose, Morbus Ebstein, Rechtsschenkelblock.

Extratöne in der Systole
    Aortendehnungston: Bei Aortenklappenvitien, sub- und supravalvulärer Aortenstenose. Er fällt zusammen mit dem Steilanstieg der Karotispulskurve im Gegensatz zum gespaltenen 1. Herzton. Punctum maximum im 2. ICR rechts parasternal.
    Pulmonaldehnungston: Selten, nur über dem 2.–4. ICR links parasternal feststellbar.
    Systolischer Extraton: In der zweiten Hälfte der Systole nach Perikarditis oder bei »prolapsing mitral valve«.

Systolische Geräusche
    Funktionell: Meist hochfrequentes Frühsystolikum.
    Aortenstenose: Spindelförmiges Systolikum nach Aortendehnungston. Geräuschmaximum wandert mit zunehmendem Schweregrad immer mehr zum 2. Herzton hin. Punctum maximum im 2. ICR rechts und im 3. ICR links parasternal, Propagation in die Karotiden.
    Pulmonalstenose: Keine Propagation, Punctum maximum im 2. ICR links parasternal.
    Vorhofseptumdefekt: Mittellautes Holosystolikum unmittelbar aus dem 1. Herzton hervorgehend. Punctum maximum im 2.–4. ICR links parasternal.
    Ventrikelseptumdefekt: Lautes Holosystolikum. Punctum maximum im 3. und 4. ICR links parasternal.
    Aortenisthmusstenose: Deutlich vom 1. Herzton abgesetzt, reicht über den 2. Herzton hinaus. Punctum maximum im 2.–3. ICR links, 3–4 Querfinger vom Sternalrand entfernt.
    Aortensklerose: Vom 1. Herzton abgesetzt. Punctum maximum im 2. ICR rechts parasternal entlang dem Aortenverlauf bis zum 7. ICR links parasternal hörbar.
    Mitralinsuffizienz: Bandförmiges Holosystolikum unmittelbar aus dem meist abgeschwächten 1. Herzton hervorgehend. Punctum maximum im 4. und 5. ICR links in Höhe der Medioklavikularlinie.
    »Prolapsing mitral valve«: Spätsystolikum nach dem systolischen Extraton.
    Trikuspidalinsuffizienz: Systolisches Dekrescendogeräusch. Punctum maximum im 4. ICR links parasternal und inspiratorische Geräuschverstärkung.

Tabelle 8 (Fortsetzung)

---

2. Herzton
    Vorzeitig einfallend (vor T-Wellenende im EKG): Bei Hypokaliämie, Hypokalzämie, Myokarditiden, Schlafmittel-, Alkoholintoxikation, Hepatopathien (Hegglin-Syndrom).
    Spaltung: Durch verspäteten Schluß der Pulmonalklappe, atemabhängig bei Herzgesunden mit inspiratorischer Zunahme des Spaltungsintervalls. Fixiert, atemunabhängig bei Vorhofseptumdefekt, Ventrikelseptumdefekt, Pulmonalstenosen, Rechtsschenkelblock.
    Umgekehrte Spaltung: Bei Linksschenkelblock, schweren Aortenstenosen.

Mitralöffnungston
    Bei Mitralstenosen. Punctum maximum in der Gegend der Herzspitze, 0,03 – 0,12 s nach Beginn des 2. Herztons. Mit zunehmendem Schweregrad Näherrücken zum 2. Herzton hin.

3. Herzton
    Bei herzgesunden Vagotonikern, bei Herzinsuffizienz, Mitralinsuffizienz, Ventrikelseptumdefekt: 0,14–0,16 s nach Beginn des 2. Herztons. Punctum maximum in der Gegend der Herzspitze.

Vorhofton
    Durch vermehrte Vorhofkontraktion bei herzgesunden Jugendlichen, bei Herzinsuffizienz, bei kongestiver Kardiomyopathie.

Protodiastolischer Extraton
    Bei konstriktiver Perikarditis 0,07 – 0,10 s nach Beginn des 2. Herztons. Punctum maximum im 4. – 5. ICR links parasternal.

Diastolische Geräusche
    Aorteninsuffizienz: Hochfrequentes protodiastolisches Dekrescendogeräusch unmittelbar aus dem 2. Herzton hervorgehend. Punctum maximum im 3. ICR links parasternal. Bei leichtem Schweregrad nur in vornübergebeugter Körperhaltung feststellbar. Mit zunehmendem Schweregrad bis zur Herzspitze hin ausgebreitet.
    Pulmonalinsuffizienz: Leises protodiastolisches Dekrescendogeräusch mit Punctum maximum im 2. ICR links parasternal nach dem Pulmonalteil des 2. Herztons.
    Mitralstenose: Diastolisches Dekrescendogeräusch nach dem Mitralöffnungston, bei Sinusrhythmus außerdem präsystolisches Krescendogeräusch. Dieses fehlt bei Vorhofflimmern. Punctum maximum über der Herzspitze.
    Trikuspidalstenose: Diastolisches Dekrescendogeräusch nach dem Trikuspidalöffnungston, bei Sinusrhythmus außerdem präsystolisches Krescendogeräusch. Dieses fehlt bei Vorhofflimmern. Geräusch leiser als Mitralstenosengeräusch. Punctum maximum im 4. – 5. ICR links parasternal. Inspiratorische Geräuschverstärkung.

Tabelle 9. Befunde bei häufigen Herzvitien

Mitralstenose: Überwiegend Frauen betroffen.
Phono: Über der Herzspitze, evtl. in Linksseitenlage.
Betonter, verspätet einfallender 1. Herzton, Systole frei von Geräuschen, Mitralöffnungston, danach diastolisches Dekrescendogeräusch. Bei leichten Schweregraden außerdem präsystolisches Krescendogeräusch (Sinusrhythmus im EKG). Bei zunehmenden Schweregraden Spaltung des 2. Herztons (wegen pulmonaler Hypertonie), Näherrücken des Mitralöffnungstones zum 2. Herzton hin. Verschwinden des Präsystolikums wegen absoluter Arrhythmie bei Vorhofflimmern.
EKG: Zunächst Sinusrhythmus, P-sinistrocardiale, meist Steiltyp. Bei zunehmendem Schweregrad absolute Arrhythmie bei Vorhofflimmern, evtl. Rechtstyp.
Röntgen-Thorax: Verstrichene Herztaille, Ösophagusimpressionen in Höhe des linken Vorhofs. Bei zunehmendem Schweregrad verstärkte Lungengefäßzeichnung, Lungenstauung mit Kerley B-Linien, Dilatation des rechten Ventrikels im Seitbild, des rechten Vorhofs mit ausladendem rechten Herzrand im ap-Bild.
Anmerkungen: Bei zunehmendem Schweregrad pulmonale Hypertonie, evtl. relative Pulmonalinsuffizienz mit Protodiastolikum über dem 3. ICR links parasternal (Graham-Steell-Geräusch) und Trikuspidalinsuffizienz mit inspiratorisch verstärktem Holosystolikum im 4. und 5. ICR links parasternal.
Häufig ist die Mitralstenose mit einer Mitralinsuffizienz kombiniert.
Differentialdiagnostisch ist abzugrenzen das Austin-Flint-Geräusch, ein Präsystolikum über der Herzspitze bei Aorteninsuffizienz als Ausdruck einer relativen Mitralstenose, außerdem das Carey-Coombs-Geräusch, ein Frühdiastolikum meist bei Mitralinsuffizienz als Ausdruck einer relativen Mitralstenose wegen erhöhter Füllung des linken Vorhofs.

Aorteninsuffizienz: Hiervon sind mehr Männer betroffen.
Phono: Über dem Erb-Punkt (3. ICR links parasternal), evtl. mit vornübergebeugter Körperhaltung.
Aortendehnungston nach dem 1. Herzton.
Systole frei von Geräuschen. Protodiastolisches Dekrescendogeräusch unmittelbar aus dem 2. Herzton hervorgehend.
Mit zunehmendem Schweregrad Ausbreitung des Geräusches bis zur Herzspitze hin.
Außerdem dann spindelförmiges Mesosystolikum als Volumenaustreibungsgeräusch.
EKG: Zeichen der Linkshypertrophie mit positivem Index nach Sokolow-Lyon. Zeichen der Linksschädigung treten erst bei erheblichen Schweregraden hinzu.

Tabelle 9 (Fortsetzung)

Röntgen-Thorax: Holzschuhform des Herzens durch Dilatation des linken Ventrikels.
Anmerkungen: Wachsende Vergrößerung der Blutdruckamplitude mit zunehmendem Schweregrad (unter 80 mm Hg = Schweregrade I und II, über 100 mm Hg = Schweregrad IV). Dabei auch Auftreten eines Präsystolikums über der Herzspitze als Ausdruck einer relativen Mitralstenose (Austin-Flint-Geräusch).
Häufig ist die Aorteninsuffizienz mit einer Aortenstenose kombiniert, außerdem auch oft mit Mitralvitien.
Aortenstenosen: Man unterscheidet valvuläre, subvalvuläre und supravalvuläre Aortenstenosen. Meist valvuläre Aortenstenose.
Phono: Nach Aortenöffnungston spindelförmiges Systolikum über dem 1. und 2. ICR rechts parasternal. Propagation des Geräuschs in die Karotiden. Mit zunehmendem Schweregrad Verlagerung des Geräuschmaximums zum 2. Herzton hin. Umgekehrte Spaltung des 2. Herztons.
EKG: Zeichen der Linkshypertrophie mit positivem Index nach Sokolow-Lyon und recht bald schon Zeichen der Linksschädigung mit muldenförmigen oder deszendierenden ST-Senkungen und präterminalen oder terminalen T-Negativierungen in den Ableitungen $V_4 - V_6$.
Röntgen-Thorax: Zunächst nicht sehr ausgeprägte Dilatation, jedoch kräftige Rundung und Elongation des linken Ventrikels. Bei Schweregrad IV deutliche Dilatation des linken Ventrikels wie bei Aorteninsuffizienz, hier als Ausdruck der Linksherzinsuffizienz. Poststenotische Dilatation und Elongation der Aorta ascendens.
Anmerkungen: Karotispulskurve zeigt Hahnenkammform, und häufig ist die Aortenstenose mit einer Aorteninsuffizienz kombiniert.
Zu differenzieren ist die subvalvuläre membranöse Aortenstenose. Recht selten. Ähnliche Befunde wie bei valvulärer Aortenstenose. Geräusche etwas tiefer im 3. und 4. ICR links parasternal wahrnehmbar. Abgeschwächte Propagation in die Karotiden.
Die idiopathische hypertrophe subvalvuläre Aortenstenose zeigt keinen Aortenöffnungston, Doppelspindel des Systolikums. Bei Geräuschmaximum in der zweiten Hälfte der Systole liegt ein leichter Schweregrad dieses Fehlers vor, im Gegensatz zur valvulären Aortenstenose. Doppelgipfel der systolischen Welle sowohl in der Karotispulskurve als auch im Apexkardiogramm (s. Mechanokardiographie). Deutlicherwerden der Geräusche und der mechanokardiographischen Phänomene nach Orciprenalin-Gabe, Abschwächung nach Propranolol-Gabe.

Tabelle 9 (Fortsetzung)

> Supravalvuläre Aortenstenose oft mit Hyperkalzämie verbunden. Oft nur durch eine Herzkatheteruntersuchung oder durch Apexkardiogramm von valvulärer Aortenstenose zu unterscheiden.
> *Mitralinsuffizienz*
> *Phono:* Abgeschwächter 1. Herzton mit anschließendem Holosystolikum. Punctum maximum über dem 4.–5. ICR links in Höhe der Medioklavikularlinie bis zur Herzspitze hin, 3. Herzton. Mit zunehmendem Schweregrad Frühdiastolikum als Ausdruck einer relativen Mitralstenose bei erheblicher Füllung des linken Vorhofs (Carey-Coombs-Geräusch).
> *EKG:* Bei Sinusrhythmus P-sinistrocardiale, meist Linkstyp. Erst bei erheblichem Schweregrad Auftreten einer absoluten Arrhythmie bei Vorhofflimmern, dann mehr rechtstypisches EKG.
> *Röntgen-Thorax:* Verstrichene Herztaille und Dilatation des linken Ventrikels mit Ösophagusimpression in Höhe des linken Vorhofs und des linken Ventrikels. Fehlendes Kavadreieck. Mit zunehmendem Schweregrad verstärkte Lungengefäßzeichnung.
> *Anmerkungen:* Im Apexkardiogramm erkennt man eine deutliche schnelle Füllungswelle, die mit dem 3. Herzton zusammenfällt. Häufig ist die Mitralinsuffizienz mit einer Mitralstenose kombiniert. Eine relative Mitralinsuffizienz findet man bei erheblicher Dilatation und Füllung des linken Ventrikels, etwa bei kongestiver Kardiomyopathie oder bei Aorteninsuffizienz.
> Eine Sonderform ist die »prolapsing mitral valve« mit spätsystolischem spindelförmigem Geräusch im 4.–5. ICR links in Höhe der Medioklavikularlinie bis zur Herzspitze hin. Außerdem ein vor oder in dem Geräusch gelegener spätsystolischer Extraton.

allem an den Rechtsschenkelblock zu denken. Daneben können auch eine Trikuspidalklappenstenose und ein Morbus Ebstein mit einem gespaltenen 1. Herzton einhergehen.
Die Amplitude des 1. Herztones hängt umgekehrt proportional mit der Füllungszeit der Herzkammern zusammen, d. h. bei einem kurzen PQ-Abstand, etwa von 0,14 s und weniger, findet man eine große Amplitude des 1. Herztones (Tachykardie, LGL-Syndrom), während man bei einer langen PQ-Zeit von 0,22 s und mehr eine niedrigere Amplitude des 1. Herztones findet.

Der totale AV-Block wird somit eine wechselnde Amplitude des ersten Herztones zeigen.
Einen besonders lauten 1. Herzton findet man bei der Vorhofpfropfung. Dabei handelt es sich um eine verspätete Vorhoferregung, so daß die Vorhofkontraktion mit dem Beginn der Kontraktion der Kammermuskulatur zusammenfällt und die AV-Klappen gegen den Widerstand vom Vorhof aus unter Anspannung der Segel geschlossen werden.
Vom gespaltenen 1. Herzton sind differentialdiagnostisch die Dehnungstöne der großen Arterien abzugrenzen. Sie haben eine erhebliche diagnostische Bedeutung, weil sie Aufschluß über die vermehrte Auswurfleistung des linken oder des rechten Ventrikels bringen. Gegenüber dem zweiten Tonsegment des gespaltenen 1. Herztons fallen die Dehnungstöne etwas später ein.
Der Aortendehnungston wird meist bei Aortenklappenvitien sowie sub- und supravalvulären Aortenstenosen, aber auch bei Hypertonien beobachtet. Mit Hilfe einer simultanen Karotispulskurvenaufzeichnung kann der Aortendehnungston diagnostiziert werden (S. 71).
Der Pulmonaldehnungston zeigt keine feste zeitliche Beziehung zur Karotispulskurve und liegt durchschnittlich etwas früher als der Aortendehnungston. Er ist jedoch auskultatorisch nur auf den Bezirk zwischen 2. und 4. ICR links parasternal beschränkt und kann dadurch von einem gespaltenen 1. Herzton und einem Aortendehnungston unterschieden werden, da sich diese bis zur Herzspitze hin registrieren lassen.
Der systolische Extraton befindet sich meist in der zweiten Hälfte der Systole mehr zum 2. Herzton hin. Als Ursache kann eine Perikardrauhigkeit nach Perikarditis in Frage kommen. Oft jedoch kommt er durch ein vorzeitiges Umklappen eines veränderten Mitralsegels zum linken Vorhof hin zustande (prolapsing mitral valve). Dieser »ejection click« wird außerdem durch die Anspannung des Papillarmuskels und der zugehörigen Sehnenfäden zur hinteren Mitralklappe verursacht.
Bei den systolischen Geräuschen ist sehr eindrucksvoll das systolische Preßstrahlgeräusch bei den Aortenstenosen. Dieses gelangt am besten zwischen 2. und 3. ICR rechts parasternal

zur Darstellung und wird fast ohne Intensitätseinbuße in die Karotiden fortgeleitet. Das Geräusch beginnt mit der Aortenklappenöffnung, evtl. unmittelbar nach dem Aortenklappendehnungs- oder -öffnungston und erreicht mit zunehmendem Schweregrad des Leidens sein Geräuschmaximum immer später in der Systole in Richtung auf den 2. Herzton hin. Eine Aortenstenose mit ihrem Geräuschmaximum in der zweiten Hälfte der Systole, die außerdem elektrokardiographisch mit den Zeichen der Linkshypertrophie bei positivem Index nach Sokolow-Lyon und der Linksschädigung mit deszendierenden oder muldenförmigen ST-Senkungen und präterminalen T-Negativierungen in den Ableitungen $V_4 - V_6$ einhergeht, sollte immer einer Herzkatheteruntersuchung zugeführt werden, da es sich meist um einen operationsbedürftigen Herzfehler höheren Schweregrades handelt.

Die seltenere supravalvuläre Aortenstenose, die durch eine membranöse Einengung der Aorta ascendens nach Abgang der Koronararterien zustande kommt, ist evtl. mechanokardiographisch, sicher jedoch nur durch eine Herzkatheteruntersuchung mit Angiokardiographie von einer valvulären Aortenstenose diagnostisch abzugrenzen. Auch die seltenere membranöse subvalvuläre Aortenstenose im Bereich der Ausflußbahn des linken Ventrikels läßt sich nur durch die oben angegebene invasive Methode klar von der valvulären Aortenstenose abgrenzen.

Die nicht seltene Form der hypertrophischen obstruktiven Kardiomyopathie (HOCM) im Ausflußbahnbereich des Kammerseptums, für die sich auch der Name idiopathische hypertrophe subvalvuläre Aortenstenose (IHSS) eingebürgert hat, kann am besten echokardiographisch, aber auch mechanokardiographisch von der valvulären Aortenstenose abgegrenzt werden.

Das systolische Preßstrahlgeräusch der Pulmonalklappenstenose propagiert nicht in die Karotisarterien, sondern leitet sich entsprechend dem Verlauf der Pulmonalarterie in den 2. ICR links fort. Bei zunehmendem Schweregrad geht die Pulmonalklappenstenose mit den Zeichen der Rechtshypertrophie (die Summe der R-Zacke in der Ableitung V_1 oder V_2 und der S-Zacke in der Ableitung V_5 oder V_6 muß größer als 1,5 mV sein) und den Zeichen der Rechtsschädigung (positive

RS-Relation und ST-Senkungen sowie T-Negativierungen in den Ableitungen V_1, V_2 oder V_3) einher.
Außerdem macht sich im ap-Bild der Röntgenübersicht der Thoraxorgane eine Prominenz des Pulmonalbogens bemerkbar (Abb. 1 c).
Die infundibuläre Pulmonalstenose wird durch eine Einengung der Ausflußbahn des rechten Ventrikels bei einer umschriebenen Hypertrophie im Septumbereich verursacht. Sie ist manchmal mit einer IHSS vergesellschaftet (Bernheim-Syndrom). Im Gegensatz zur valvulären Pulmonalstenose fällt die infundibuläre Pulmonalstenose jedoch nicht mit einer poststenotischen Dilatation der Pulmonalarterie und einer Pulmonalbogenprominenz im Röntgenbild auf.
Differentialdiagnostisch sind hier zur Ergänzung vor allem die Septumdefekte zu erwähnen, die allerdings oft mit einer Pulmonalstenose kombiniert sind. Geräusche der Septumdefekte besitzen im Gegensatz zu den Semilunarklappengeräuschen fast immer holosystolischen Charakter. Nur bei sehr fortgeschrittenen Leiden, die mit einer erheblichen pulmonalen Hypertonie und mit Zyanose einhergehen, sind die Vitien phonokardiographisch der valvulären Pulmonalstenose recht ähnlich.
Vorhofseptumdefekte gehören zu den häufigsten angeborenen Herzmißbildungen. Das Holosystolikum, das unmittelbar aus dem 1. Herzton hervorgeht, kann im 2.–4. ICR links parasternal am besten registriert werden und besitzt eine geringere Intensität als die Geräusche bei Ventrikelseptumdefekten. Ein frühsystolischer Extraton (Pulmonaldehnungston) ist häufig vorhanden. Eine oft den Vorhofseptumdefekt begleitende Mißbildung ist die Transposition einer oder mehrerer Lungenvenen, die nicht in den linken, sondern in den rechten Vorhof münden.
Elektrokardiographisch läßt sich beim häufiger vorkommenden, höher sitzenden Ostium-secundum-Defekt ein inkompletter Rechtsschenkelblock registrieren, während der unmittelbar über den Segelklappen sitzende Ostium-primum-Defekt oft mit einer Mitralinsuffizienz, seltener auch mit einer Trikuspidalinsuffizienz einhergeht. Atriale und atrioventrikuläre Leitungsstörungen kommen hauptsächlich bei den größeren Defekten vor. Röntgenologisch findet man vor al-

lem eine Prominenz des Pulmonalbogens und eine vermehrte Lungengefäßzeichnung im Gegensatz zur Pulmonalstenose, wo die Lungengefäßzeichnung vermindert ist.
Der Ventrikelseptumdefekt stellt sich ebenfalls mit einem Holosystolikum dar, welches eine größere Intensität besitzt als bei Vorhofseptumdefekten. Man unterscheidet ausgedehnte Defektbildungen, die sich fast immer im Septum membranaceum befinden, und die kleineren im muskulären Anteil des Kammerseptums gelegenen Defekte (Morbus Roger). Typisch für den kleinen, funktionell unbedeutenden Defekt vom Typ Roger ist ein sehr lautstarkes, systolisches Preßstrahlgeräusch über dem 3. und 4. ICR links parasternal bis zur Sternummitte hin. Phonokardiographisch ist eine doppelspindlige Verlaufsform charakteristisch, bei der das erste Maximum am Anfang, das zweite Maximum gegen Ende der Austreibungsphase gelegen ist. Gegen Ende der Systole ist ein deutlicher Frequenzanstieg des Geräuschs zu beobachten. Der große membranöse Ventrikelseptumdefekt weist ein mehr bandförmiges Holosystolikum auf. Bei diesem Fehler können sehr große Links-rechts-Shuntvolumina beobachtet werden, die relativ bald zu einer Rechtsherzhypertrophie im EKG und im Röntgenbild, verursacht durch eine pulmonale Hypertonie, sowie zu einer funktionellen Mitralstenose und einer funktionellen Pulmonalinsuffizienz führen können.
Das systolische Geräusch bei der Aortenisthmusstenose setzt mit deutlichem Abstand nach dem 1. Herzton ein und reicht über den 2. Herzton bis in die Diastole hinein. Das Geräusch ist am besten mehrere Zentimeter vom Sternalrand entfernt im 2. und 3. ICR links zu registrieren. Nicht selten findet sich ein Schwirren über diesem Punctum maximum des Geräuschs. Außerdem ist das Geräusch entlang dem medialen Rand des linken Schulterblattes gut wahrnehmbar. Elektrokardiographisch lassen sich bei der Aortenisthmusstenose Zeichen der Linkshypertrophie erkennen. In der Röntgenübersicht der Thoraxorgane gelangen das Kerbensymptom bei vorspringendem Aortenknopf und die Rippenusuren zur Darstellung (S. 19).
Schließlich wird auch eine arterielle Hypertonie an den oberen Extremitäten beobachtet, während an den unteren Extremitäten ein niedriger Blutdruck herrscht. Differentialdiagno-

stisch ist davon noch die Aortensklerose abzugrenzen. Sie geht mit einem niederamplitudigen, ebenfalls vom 1. Herzton abgesetzten Systolikum einher und ist im 5., 6. und 7. ICR links parasternal und darunter hörbar. Der 2. Herzton ist klingend betont.

Die Mitralinsuffizienz geht mit einem abgeschwächten 1. Herzton und einem unmittelbar anschließenden bandförmigen holosystolischen Geräusch einher. Das Mitralinsuffizienzgeräusch wird am besten im 4. und 5. ICR links in Höhe der Medioklavikularlinie wahrgenommen.

Eine Besonderheit stellt das Mitralklappenprolaps-Syndrom (prolapsing mitral valve) dar. Es handelt sich um eine idiopathische Anomalie meist des hinteren Mitralklappensegels, das entweder während der gesamten Systole oder der späten Systole in den linken Vorhof zurückschlägt. Phonokardiographisch wird der oben beschriebene »click« in der zweiten Hälfte der Systole registriert, dem sich ein Dekrescendogeräusch bis zum 2. Herzton hin anschließt. Bei schwerwiegenderen Prolaps-Syndromen kann auch vor dem »click« ein systolisches Geräusch nachgewiesen werden. Schließlich besteht auch die Möglichkeit, daß ein holosystolisches bandförmiges Geräusch besteht und das Syndrom nicht von einer Mitralklappeninsuffizienz unterschieden werden kann.

Supraventrikuläre und ventrikuläre Extrasystolen kommen bei dem Mitralklappenprolaps-Syndrom häufig vor. Außerdem findet man häufig T-Negativierungen in den Ableitungen III sowie V_5 und V_6 als Zeichen einer relativen Ischämie des hinteren Papillarmuskels.

Röntgenologisch findet man bei der Mitralinsuffizienz neben der verstrichenen Herztaille eine Verbreiterung des Herzschattens nach links, auch im Bereich des Ventrikelbogens. Der Retrokardialraum zeigt sowohl in der Vorhof- als auch in der Ventrikelebene eine Einengung, evtl. auch ein verstrichenes Kavadreieck (S. 17).

Die Trikuspidalinsuffizienz verursacht ein systolisches Dekrescendogeräusch, das unmittelbar aus dem 1. Herzton hervorgeht. Man registriert es im 4. ICR links parasternal. Die inspiratorische Verstärkung des Geräusches ist bei leichten und sehr schweren Trikuspidalinsuffizienzen meist nicht sehr ausgeprägt. Wenn ein Sinusrhythmus besteht, läßt sich

klinisch ein sogenannter positiver Venenpuls mit rhythmischem Hervortreten der Halsvenen in zurückgelehnter oder liegender Körperhaltung während der Kontraktion des rechten Ventrikels feststellen. Dieser Rückfluß des venösen Blutes durch die insuffizienten Trikuspidalklappen läßt sich auch bei Palpation des unteren Leberrandes erkennen, der im Herzrhythmus unter dem rechten Rippenbogen hervortritt.
Im Elektrokardiogramm finden sich oft ein Rechtstyp und ein inkompletter Rechtsschenkelblock. Außerdem sind nicht selten ein P-dextrocardiale und ein AV-Block 1. Grades vorhanden. Vorhofflimmern ist seltener.
Röntgenologisch wird der rechte Ventrikel links randständig, und der rechte Vorhof läßt den rechten Herzrand weit nach rechts ausladen. Im Seitbild ist der Retrosternalraum eingeengt oder völlig verstrichen.
Schließlich erscheint auch das funktionelle Systolikum erwähnenswert. Es handelt sich dabei um Strömungsgeräusche, deren Ursache meist nicht geklärt ist. Wahrscheinlich sind sie oft durch umschriebene Strömungsturbulenzen im Herzen bedingt, wie sie durch plötzliche Beschleunigung (Anstieg der Herzfrequenz oder der Kontraktilität) oder durch plötzliche Verlangsamung (Widerstand durch vermehrte Herzmuskeltrabekulierung) der Blutströmungsgeschwindigkeit vorkommen.
Der 2. Herzton entsteht durch den Schluß der Semilunarklappen. Er fällt normalerweise nach dem Ende der T-Wellen im EKG ein. Wenn der 2. Herzton vor dem Ende der T-Welle registriert werden kann, so handelt es sich um eine sogenannte energetisch-dynamische Herzinsuffizienz (Hegglin-Syndrom). Dies kann einmal durch eine Elektrolytstoffwechselstörung (Hypokaliämie, Hypokalzämie) verursacht werden. Andererseits können sich aber auch dahinter Intoxikationen (Schlafmittel, Alkohol, Leberinsuffizienz), Myokarditiden (Diphtherie, Scharlach, rheumatische Genese, schwere Pneumonien) oder auch eine akute intermittierende Porphyrie verbergen.
Die Spaltung des 2. Herztones entsteht durch ungleichzeitigen Schluß der Aorten- und Pulmonalklappe.
Normalerweise geht der Aortenschluß voraus. Das Spaltungsintervall vom Beginn des Aortenanteils bis zum Beginn des

Pulmonalanteils kann beim Gesunden bis zu 0,07 s betragen. Das physiologische Spaltungsintervall ist atemabhängig und nimmt inspiratorisch zu. Zur fixierten, atmungsunabhängigen Spaltung des 2. Herztons kommt es durch einen großen Links-rechts-Shunt auf Vorhof- oder Ventrikelebene, bei Rechtsschenkelblöcken und bei isolierten Pulmonalstenosen.
Zu einer umgekehrten Spaltung des 2. Herztons kommt es, wenn der Aortenschluß dem Pulmonalklappenschluß folgt. Das ist bei Linksschenkelblöcken sowie starker Volumen- und Druckbelastung des linken Ventrikels, etwa bei Aortenstenosen höheren Schweregrades, der Fall. Mit zunehmender Füllung des rechten Ventrikels, etwa durch Inspiration, verkleinert sich das Spaltungsintervall, wenn eine umgekehrte Spaltung vorliegt.
Der Mitralöffnungston entsteht durch das Umschlagen der Mitralklappen vom linken Vorhof zur linken Herzkammer hin. In der Systole wölben sich bekanntlich die Segelklappen vorhofkonvex vor. Wenn der Druck im linken Ventrikel während der Diastole unter den Druck des linken Vorhofes sinkt, tritt ein Umschlagen der Klappen in eine vorhofkonkave Lage ein.
Je höher der Druck im Vorhof ist, desto schneller erfolgt der Umschlag der Segelklappen. Die Zeit vom Beginn des 2. Herztones bis zum Mitralöffnungston, das sogenannte Mitralöffnungsintervall, wird kürzer. Bei sehr hohem Druck im linken Vorhof verschmilzt der Öffnungston mit dem 2. Herzton. Schon daraus können Rückschlüsse über den Schweregrad einer Mitralklappenstenose gezogen werden.
Bei sehr leichten Mitralstenosen erreicht das Mitralöffnungsintervall mit 0,12 s sein Maximum. Auch reine Mitralinsuffizienzen können einen Mitralöffnungston hervorrufen. Dieser zeigt jedoch immer ein großes Intervall zum Beginn des 2. Herztons.
Wenn das Intervall zwischen 0,12 s und 0,16 s nach dem Schluß der Aortenklappe registriert wird, so handelt es sich um einen 3. Herzton. Er entsteht am Ende der schnellen Füllungsphase während der Diastole. Phonokardiographisch läßt sich der 3. Herzton vom Mitralöffnungston dadurch unterscheiden, daß er hauptsächlich in den niederen Frequenzen registriert werden kann, während sich der Mitralöffnungston

in den hohen Frequenzen darstellt. Der 3. Herzton ist bei Jugendlichen physiologisch, bei Erwachsenen weist er um so mehr auf eine verstärkte Ventrikelfüllung hin, je älter diese sind. Vor allem bei einer Mitralklappeninsuffizienz, aber auch bei einem Ventrikelseptumdefekt, läßt er sich gut nachweisen. Der protodiastolische Extraton ist besonders leicht mit einem Mitralöffnungston zu verwechseln, da er ebenfalls hochfrequent ist und 0,05 – 0,08 s nach dem Aortenklappenschluß registriert werden kann. Er wird bei einer konstriktiven Perikarditis mit und ohne Verkalkung gefunden. Im Gegensatz zum Mitralöffnungston oder zum 3. Herzton, die mehr in der Herzspitzenregion registriert werden, findet sich das Punctum maximum des protodiastolischen Extratones im 4. – 5. ICR links parasternal.

Der 4. Herzton oder der Vorhofton entsteht in der präsystolischen Phase der Ventrikelfüllung. Er beginnt ca. 0,05 – 0,10 s nach Anfang der Vorhofschwankung im EKG. Niederfrequente Vorhoftöne sind bei Kindern und Jugendlichen physiologisch. Sie kommen durch die Kontraktion der Vorhofmuskulatur zustande und sind meist als Anspannungston der Vorhofwand aufzufassen.

Bei älteren Patienten bedeuten sie fast immer eine vermehrte Vorhofarbeit und legen den Verdacht auf eine beginnende Herzinsuffizienz oder eine kongestive Kardiomyopathie nahe. Rechtsseitige Vorhoftöne zeigen inspiratorische Verstärkung.

Bei den diastolischen Geräuschen ist vor allem das der Aorteninsuffizienz sehr beeindruckend. Akustisch und phonokardiographisch macht es sich als hochfrequentes protodiastolisches Dekrescendogeräusch bemerkbar, das sein Punctum maximum über dem Erb-Punkt hat und bei zunehmendem Schweregrad bis zur Herzspitze hin deutlich wird. Bei sehr leichten Aorteninsuffizienzen besteht nur ein hauchendes Diastolikum, das nur in vornübergebeugter Körperhaltung im 3. oder 4. ICR 2 – 3 cm vom linken Sternalrand erkannt werden kann. Bei leichten Aorteninsuffzienzen hat das Geräusch zunächst Krescendocharakter und geht recht bald in eine Dekrescendoform über. Mit zunehmendem Schweregrad nimmt dieses vom 2. Herzton nur schwer abgrenzbare Geräusch zunehmend Dekrescendocharakter an. Die Geräuschintensität verstärkt sich und läßt sich immer mehr zur Herzspitze hin verfolgen. Schließlich gesellt sich auch bei reinen Aorteninsuffizienzen ein spindelförmiges Mesosystolikum hinzu, das unmittelbar nach einem registrierbaren Aortendehnungston erscheint. Es ist Ausdruck eines Volumenaustreibungsgeräusches. Das laute Diastolikum läßt sich bei fortschreitendem Schweregrad der Aorteninsuffizienz nur noch in der ersten Hälfte der Diastole registrieren, da danach wegen der erheblichen Füllung des nicht mehr dehnbaren linken Ventrikels ein Druckausgleich zwischen diesem und der Aorta zustandekommt.

Klinisch läßt sich auch mit Hilfe der Blutdruckmessung ein Anhalt für den Schweregrad dieses Klappenfehlers gewinnen, da die Blutdruckamplitude zwischen systolischem und diastolischem Blutdruck mit zunehmendem Schweregrad eine wachsende Vergrößerung zeigt. Eine mittelschwere Aorteninsuffizienz hat eine Blutdruckamplitude von im Durchschnitt unter 80 mm Hg. Eine schwere Aorteninsuffizienz jedoch besitzt eine Blutdruckamplitude über 100 mm Hg.

Elektrokardiographisch macht sich zunächst eine Linkshypertrophie mit positivem Sokolow-Lyon-Index in den Brustwandableitungen bemerkbar. Im Gegensatz zur Aortenstenose treten Zeichen der Linksschädigung erst relativ spät auf und weisen dann auf einen erheblichen Schweregrad des Leidens hin.

Sehr häufig handelt es sich jedoch um einen kombinierten Aortenklappenfehler. Eine letzte Sicherheit läßt sich bei fortgeschrittenen Schweregraden nur mit Hilfe der Herzkatheteruntersuchung gewinnen.

Die Pulmonalinsuffizienz tritt meist nur funktionell auf. Am häufigsten ist das Graham-Steell-Geräusch, das bei schwerer Mitralstenose erscheint. Wie bei der Aorteninsuffizienz macht sich auch bei einer Pulmonalinsuffizienz ein protodiastolisches Dekrescendogeräusch bemerkbar. In der Regel ist es leiser, sein Ausbreitungsgebiet kleiner als beim Aorteninsuffizienzgeräusch. Das Punctum maximum liegt im 2. ICR links parasternal. Es beginnt nach dem P-Anteil des 2. Herztones mit einem Intervall von 0,05 – 0,10 s in Ruhe.

Das Diastolikum der Mitralstenose beginnt nach dem Mitralöffnungston und ist somit deutlich vom 2. Herzton abgesetzt.

Es ist nur über der Herzspitze, oft erst in Linksseitenlage registrierbar. Manchmal gelingt es erst mit Hilfe körperlicher Belastung (etwa 10 Rumpfbeugen), das hochfrequente protodiastolische Dekrescendogeräusch über der Herzspitze und in Linksseitenlage darzustellen. Wenn noch ein Sinusrhythmus besteht, kann außerdem ein präsystolisches Krescendogeräusch, das unmittelbar in den 1. Herzton übergeht, phonokardiographisch nachgewiesen werden. Es wird durch die Strömungsturbulenzen verursacht, die durch die Vorhofkontraktion entstehen.

Ein präsystolisches Krescendogeräusch im Sinne einer funktionellen Mitralstenose wird auch bei starker Erweiterung des linken Ventrikels, etwa bei Aorteninsuffizienzen, als sogenanntes Austin-Flint-Geräusch beobachtet. Im Gegensatz zur valvulären Mitralstenose lassen sich jedoch kein paukender, verspätet einsetzender 1. Herzton und kein Mitralöffnungston mit anschließendem protodiastolischem Dekrescendogeräusch nachweisen.

Eine funktionelle Mitralstenose macht sich zuweilen auch als Carey-Coombs-Geräusch bemerkbar. Es handelt sich um ein frühdiastolisches Spindelgeräusch mit steilem Krescendo- und flacherem Dekrescendoanteil, vom 2. Herzton deutlich abgesetzt. Es kommt vor allem bei vermehrtem Mitraldurchfluß, etwa bei Mitralinsuffizienz oder bei Ventrikelseptumdefekten, vor. Wenn der Schweregrad der Mitralstenose zunimmt, ergibt sich eine erhebliche Dilatation des linken Vorhofes, die zu einer absoluten Arrhythmie bei Vorhofflimmern führt. Dann ist kein präsystolisches Krescendogeräusch mehr nachweisbar, da die Vorhöfe nicht mehr fähig sind, sich stärker zu kontrahieren.

Elektrokardiographisch lassen sich zunächst eine atriale Leitungsstörung im Sinne eines P-sinistrocardiale (S. 26) und wegen der vermehrten rechtsventrikulären Belastung infolge der pulmonalen Hypertonie durch Lungenstauung ein Steil- bis Rechtstyp erkennen. In fortgeschrittenen Stadien muß mit Vorhofflimmern bei absoluter Arrhythmie gerechnet werden.

Die Röntgenübersicht der Thoraxorgane ergibt eine verstrichene Herztaille im anteroposterioren Strahlengang und eine Einengung des Holzknecht-Raums mit Ösophagusimpression in Höhe des linken Vorhofs im Seitbild.

Die Trikuspidalstenose ist von der Mitralstenose nicht sehr leicht zu unterscheiden und kommt häufig gemeinsam mit ihr vor. Diastolikum, präsystolisches Krescendogeräusch und Trikuspidalöffnungston haben gewöhnlich eine geringere Amplitude, aber eine höhere Frequenz als die entsprechenden Erscheinungen bei der Mitralstenose. Das Punctum maximum der diastolischen Geräusche liegt im 4.–5. ICR links parasternal und zeigt eine inspiratorische Verstärkung.

Das Ebstein-Syndrom geht mit einer Verlagerung des septalen und des posterioren Segels der Trikuspidalklappe vom Anulus fibrosus in den rechten Ventrikel hinein einher. Die Klappensegel sind teilweise auch miteinander verwachsen und schließen nicht dicht, so daß eine Trikuspidalstenose und eine Trikuspidalinsuffizienz mit deren Geräuschphänomenen bestehen können. Außerdem kann eine funktionelle Pulmonalstenose hinzutreten.

Elektrokardiographisch liegt meist ein inkompletter, manchmal auch ein kompletter Rechtsschenkelblock vor. Dann findet man eine deutliche Spaltung des 1. und 2. Herztones. In der Thoraxröntgenübersicht erkennt man zunächst eine ballonförmige Vorwölbung des rechten Herzrandes, später auch des linken Herzrandes, so daß von einem sogenannten Beutel- oder Kugelherz gesprochen werden kann.

Von den angeborenen Herzmißbildungen scheint im Erwachsenenalter vor allem der Ductus arteriosus apertus (Botalli) erwähnenswert. Er stellt eine Gefäßanomalie dar, die auf dem Persistieren der im Embryonalleben zur Umgehung des Lungenkreislaufs angelegten Gefäßverbindung zwischen Pulmonalarterie und Aorta beruht.

Normalerweise beginnt mit dem Einsetzen der Lungenatmung durch die Obliteration dieses Ganges ein Vorgang, der meist bis zum 3. Lebensmonat abgeschlossen ist. Bezeichnend für den Ductus arteriosus apertus ist ein kontinuierliches Geräusch (Maschinengeräusch) über dem 2. ICR 1–2 Querfinger vom linken Sternumrand entfernt. Es ist meist recht intensiv und wird in allen Frequenzgängen gut dargestellt. Der Krescendoanteil beginnt unmittelbar nach dem 1. Herzton, das Amplitudenmaximum wird zur Zeit oder kurz vor dem gespaltenen 2. Herzton erreicht. Danach beginnt das Dekrescendogeräusch, das vor dem 1. Herzton enden kann. Oft geht das Geräusch jedoch auch über den 1. Herzton hinweg und reicht bis zum Krescendoanteil. Während des 1. Herztones jedenfalls hat das Geräusch die geringste Intensität oder fehlt genz. Nach dem Einsetzen künstlicher Herzklappen, meist Aorten- oder Mitralklappenprothesen, treten die Prothesenklappenöffnungs- und -schließtöne sehr akzentuiert hervor. Sie können, je nach Klappentyp, von einem leisen, funktionellen Systolikum oder auch funktionellen Diastolikum begleitet sein. Bei Aortenklappenprothesen sollte man jedoch immer die diastolischen Geräusche und bei Mitralklappenprothesen die systolischen Geräusche als durchaus mögliche Prothesenschäden in Form von Nahtdehiszenzen oder Klappendeformationen in Betracht ziehen. Eine Perikarditis äußert sich durch ein herzphasenunabhängiges, meist präsystolisches Reiben mit systolischem oder protodiastolischem Extraton.

Mechanokardiographie

Die Registrierung des Karotispulses und des Herzspitzenstoßes (Apexkardiogramm) bringt viele zusätzliche Informationen.
Die Karotispulskurve zeigt am Ende des 1. Herztones einen Anstieg. Gewöhnlich wird der erste Gipfel in der ersten Hälfte, der zweite in der zweiten Hälfte der Systole registriert. Meist ist der erste Gipfel etwas höher als der zweite. Danach fällt die Pulskurve ab und weist kurz nach Beginn des 2. Herztones eine Inzisur auf, der sich eine sogenannte dikrote Welle anschließt. Danach schwingt die Kurve bis zu ihrem Tiefstpunkt aus, der kurz vor dem systolischen Pulskurvenanstieg liegt. Dazwischen kann häufig eine sogenannte anakrote Welle liegen, die als eine der Druckwelle vorausgehende Pulswelle bei der systolischen Austreibungsphase aufgefaßt werden kann (Abb. 8).
Für klinische Belange genügt es, als Maß für die Anstiegsgeschwindigkeit der Karotispulskurve die Zeit bis zum Erreichen der halben Höhe des höchsten Kurvengipfels zu bestimmen (Abb. 9 a). Diese halbe Pulskurvenanstiegszeit liegt normalerweise unter 0,06 s. Zeiten oberhalb dieses Grenzwertes

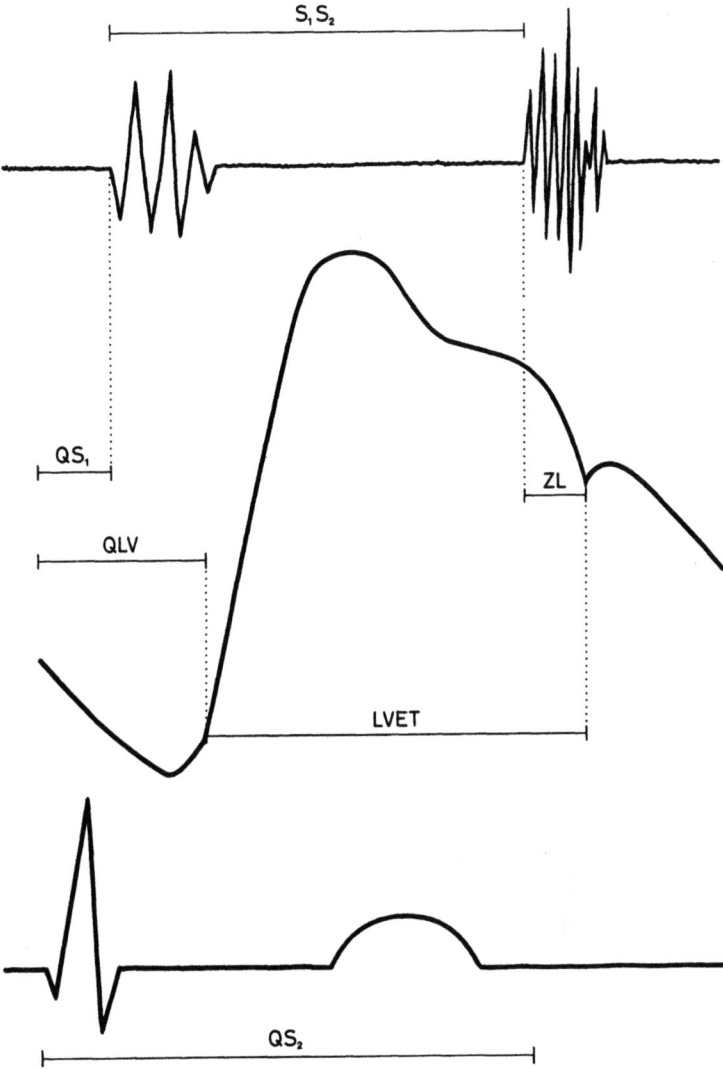

Abb. 8. Die systolischen Zeitintervalle. Die Meßwerte werden mit Hilfe von EKG, Phonokardiographie und Karotispulskurvenregistrierung erhalten (Weiteres s. Text). LVET = Austreibungszeit (ejection time), PEP = QS_2 − LVET = Anspannungszeit (tension time) = QLV − ZL, ICT = S_1S_2 − LVET = Druckanstiegszeit (time of pressure increase) = QLV − (QS_1 + ZL), Q − 1 = QS_2 − S_1S_2 = Umformungszeit (time of impulse response) = QS_1

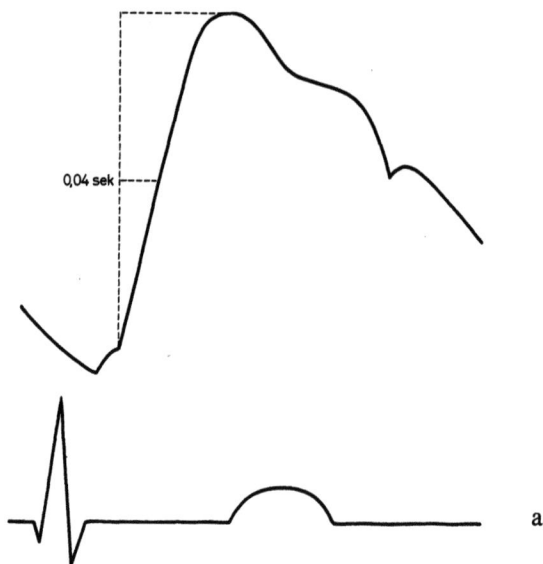

a

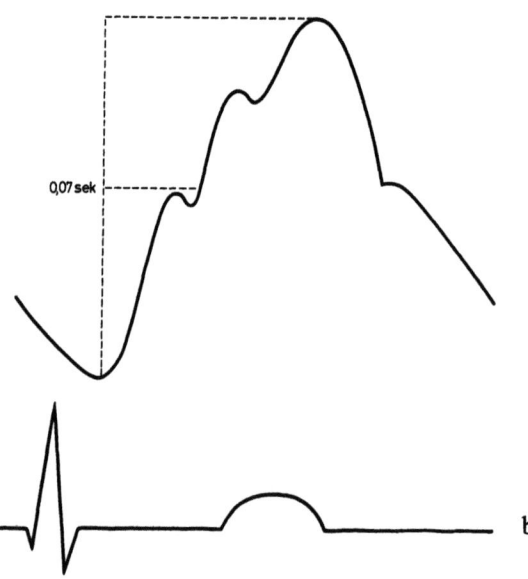

b

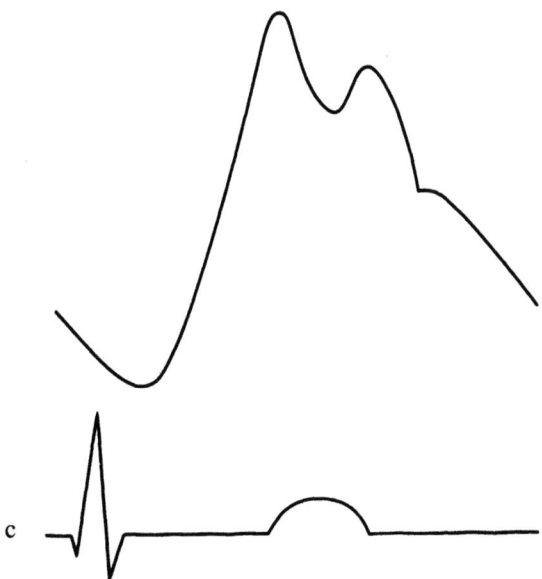

Abb. 9 a – c. Die Karotispulskurve und ihre Veränderungen. a. Normal geformte Karotispulskurve ohne Verlängerung der halben Pulskurvenanstiegszeit über 0,06 s. b. Karotispulskurve bei valvulärer Aortenstenose mit einer Verlängerung der halben Pulskurvenanstiegszeit über 0,06 s und sägezahnähnlichen Schwingungen (Hahnenkammphänomen) sowie verspätet einsetzendem Kurvengipfel. c. Karotispulskurve bei idiopathischer hypertrophischer subaortaler Stenose mit normaler Pulskurvenanstiegsgeschwindigkeit, aber deutlichem Doppelgipfel. Da der zweite Gipfel niedrig ist, kann auf eine geringe Volumenförderung geschlossen werden

sprechen entweder für eine stärkere Aortenstenose oder für eine deutliche Verminderung der myokardialen Kontraktionskraft. Die systolische Austreibungsphase wird bekanntlich durch den Aortenklappenschluß beendet, der als Inzisur in der Karotispulskurve zum Ausdruck gelangt. Schwerwiegende Kardiomyopathien lassen sich schon mit Hilfe der gleichzeitigen Registrierung des Phono- und Elektrokardiogramms sowie der Karotispulskurve vermuten, wenn daraus systolische Zeitintervalle (systolic time intervals) bestimmt werden (Abb. 8). Die Bedeutung dieser Zeiten ist im angloamerikanischen Schrifttum in letzter Zeit in großem Umfange erfaßt

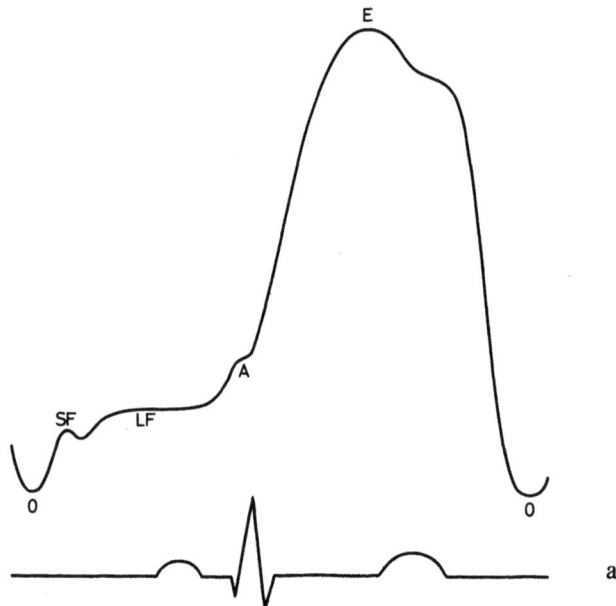

Abb. 10 a – c. Das Apexkardiogramm und seine Veränderungen. a. Normal geformtes Apexkardiogramm: 0 = Zeitpunkt der Mitralklappenöffnung, SF = schnelle Füllungswelle, LF = langsame Füllungswelle, A = A-Welle (Vorhofkontraktion), E = Kulminationspunkt der systolischen Welle, Beginn der Austreibung. b. Apexkardiogramm bei Mitralinsuffizienz mit deutlichem SF und A sowie erhöhtem E. c. Apexkardiogramm bei idiopathischer hypertrophischer subaortaler Stenose mit überhöhter A-Welle und Doppelgipfel der systolischen Welle. Die Verlagerung des Kulminationspunktes E der systolischen Welle auf den zweiten Gipfel zeigt einen hohen Druck im linken Ventrikel und damit einen großen Gradienten zwischen linksventrikulärem und aortalem Druck an

worden, obwohl sie in Deutschland seit Mitte der 50er Jahre bekannt sind.

Als sehr wesentlich erscheinen dabei vor allem die Anspannungszeit (preejection period, PEP) und die Austreibungszeit (left ventricular ejection time, LVET). PEP liegt normalerweise zwischen 80 und 120 ms und LVET zwischen 250 und 320 ms. Die Zeiten sind selbstverständlich frequenzabhängig. PEP sollte jedoch immer unter 150 ms bleiben und

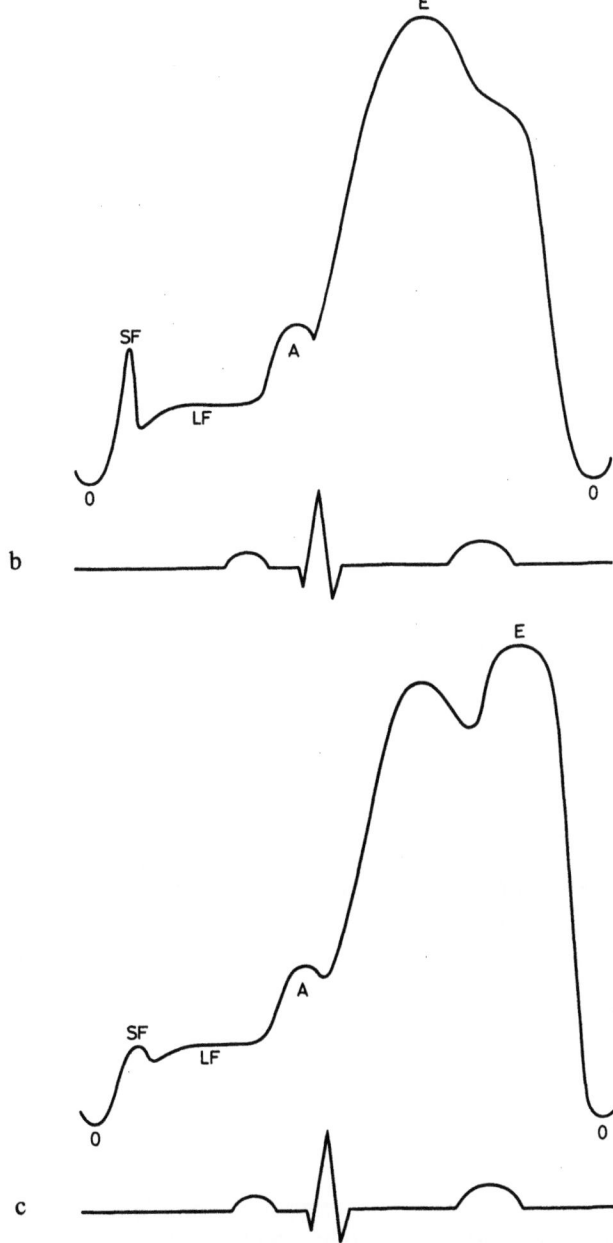

keinesfalls 200 ms überschreiten. Das Verhältnis PEP/LVET liegt normalerweise zwischen 0,25 und 0,45. Werte, die deutlich darüber liegen, weisen fast immer auf eine verminderte Herzkraft hin.

Charakteristische Veränderungen weist die Karotispulskurve vor allem bei Aortenvitien auf.

Die valvuläre Aortenstenose zeigt eine Verlängerung der halben Pulskurvenanstiegszeit und sägezahnähnliche Schwingungen (sogenanntes Hahnenkammphänomen) bis hin zum verspätet einsetzenden Kurvengipfel während dieser systolischen Austreibungsperiode. Die dikrote Welle kann bei schweren Stenosen stark abgeflacht sein, ohne daß eine Begleitinsuffizienz vorliegt (Abb. 9 b).

Erwähnenswert erscheint, daß die Austreibungszeit (LVET) bei der Aortenstenose verlängert und bei der Mitralinsuffizienz verkürzt ist.

Aorteninsuffizienzen zeigen dagegen keine verzögerte Pulskurvenanstiegszeit. Dafür ist die dikrote Welle völlig verstrichen, und die Inzisur fehlt. Nur bei geringen Schweregraden der Aorteninsuffizienz lassen sich diese Kurvenanteile noch in geringem Ausmaß nachweisen.

Auch die idiopathische hypertrophische subaortale Stenose zeigt eine normale Pulskurvenanstiegsgeschwindigkeit zum ersten Kurvengipfel hin. Sie weist jedoch immer eine deutliche doppelgipflige Kurve während der systolischen Austreibungsphase auf. Wenn der zweite Gipfel in der Karotispulskurve niedrig ist, so läßt das auf eine geringe Volumenförderung schließen (Abb. 9 c). Beim Apexkardiogramm sind einige markante Punkte erwähnenswert. Der Nullpunkt stellt den Zeitpunkt der Mitralklappenöffnung dar. Ihm folgt die schnelle Füllungswelle, die mit dem 3. Herzton zusammenfällt. Daran schließen sich die langsame Füllungswelle und die A-Welle an, die durch die Vorhofkontraktion verursacht wird. Danach folgt ein steiler Anstieg zum Punkt E der systolischen Welle, der den Beginn der Austreibung anzeigt (Abb. 10 a).

Der Nullpunkt fällt zeitlich nur dann mit der Mitralklappenöffnung zusammen, wenn es sich nicht um eine ausgeprägte Mitralstenose handelt. Bei diesem Vitium liegt der Mitralklappenöffnungston vor dem Nullpunkt. Dafür sind die

schnelle Füllungswelle und auch die A-Welle mit zunehmendem Schweregrad der Mitralstenose erheblich abgeflacht.
Die Mitralinsuffizienz hinwiederum geht mit einer deutlichen Spitze der schnellen Füllungswelle einher, die mit dem 3. Herzton zusammenfällt. Außerdem findet man auch eine erhebliche A-Welle bei stärkerer Regurgitation. Punkt E der systolischen Welle kann ebenfalls sehr deutlich in Erscheinung treten (Abb. 10 b).
Die valvuläre Aortenstenose zeigt einen weiteren Anstieg der systolischen Welle nach der Aortenklappenöffnung im Gegensatz zur Normalkurve. Mit Zunahme des Schweregrades der Aortenstenose wird auch ein immer späteres Kurvenmaximum beobachtet. Außerdem scheint die A-Welle abgeflacht.
Die supravalvuläre Aortenstenose läßt außer einer erhöhten A-Welle keine charakteristischen Veränderungen erkennen.
Eine idiopathische hypertrophische subaortale Stenose zeigt neben der überhöhten A-Welle einen Doppelgipfel der systolischen Wellen. Dieser ist ebenso wie das doppelspindlige Geräusch und die doppelgipflige Karotispulskurve Zeichen der veränderten Hämodynamik im Sinne einer „zweizeitigen" Austreibung. Ein hoher zweiter Gipfel im Apexkardiogramm läßt auf einen hohen Druck im linken Ventrikel und damit auf einen großen Druckgradienten schließen (Abb. 10 c).
Das Apexkardiogramm erscheint empfindlicher als die Karotispulskurve, da es oft schon typische doppelgipflige Kurven aufweist, wenn die Karotispulskurve noch normal erscheint.
Bei einer Aorteninsuffizienz ist das Apexkardiogramm durch eine erhöhte A-Welle gekennzeichnet, wenn der enddiastolische Druck im linken Ventrikel bei zunehmendem Schweregrad ansteigt. Danach erfolgt ein rascher Steilanstieg bis zu einem hohen Maximum, wobei sich oft ein doppelter oder ein breiter plateauförmiger Gipfel registrieren läßt. Daran schließt sich ein steiler Abfall zum Nullpunkt an.

Echokardiographie

Den Untersuchungen mit Ultraschall liegen die Brechung und die Reflexion lichtstrahlartig gerichteter Schallwellen mit einer Frequenz über 20 000 Hz an den Grenzflächen von Medien unterschiedlicher Dichte zugrunde. Während die Flächen zwischen flüssigen und festen Körpern gut durchdrungen werden, stellt die Grenze zwischen gasförmigen und flüssigen Körpern ein praktisch unüberwindliches Hindernis mit fast 100%iger Reflexion des Ultraschalls dar.
Für die Echokardiographie mit linearer Schallstrahlrichtung ist heute die „M-mode" (M = motion) zur Standardmethode geworden. Mit ihr läßt sich der Abstand einzelner Grenzflächen vom Transducer während einer vorgegebenen Zeitspanne festhalten. Bei eurhythmischen Herzaktionen erscheinen deshalb alle kardialen Strukturen als Wellenlinien, deren Muster sich bei unbewegtem Transducer wiederholt. Zur zeitlichen Zuordnung muß eine EKG-Ableitung synchron registriert werden.
Eine optisch verständlichere Darstellung gibt die Schnittbild-("cross sectional"-)Echokardiographie wieder, die mit elektronischen Scannersystemen Sektoren bis zu 80° umfassen kann. Die Registrierung erfolgt auf Videoband und ähnelt Filmaufnahmen mit hoher Bildgeschwindigkeit. Für praktische Belange erscheint jedoch eine Einführung in die M-mode-Echokardiographie als zweckdienlicher. Abbildung 11 a zeigt die Herzstrukturen, die eine eindimensionale Ultraschallwelle durchdringt, wenn der Transducer im dritten oder

---

Abb. 11. a. Herzlängsschnitt, den ein Ultraschallstrahl bei Kippung des Transducers (T) in vier Positionen von der Herzspitze (Position eins) zur Herzbasis (Position vier) durchdringt. Der Transducer ist am leicht angehobenen, linksgedrehten Oberkörper im dritten – vierten ICR ein Querfinger breit links vom Sternum aufgesetzt. b. Schematische M-Mode-Scan, Darstellung der vier Positionen. BW-Brustwand, ARV-Myokardvorderwand, RV = rechter Ventrikel, IVS, RS, LS = Ventrikelseptum(-abschnitte), LV = linker Ventrikel, AMV, PMV = vorderes, hinteres Mitralsegel, PPM = Papillarmuskel, AV = Aortenklappen, AO = Aorta, LA = linker Vorhof, PLV, PLA-Myokardhinterwand des LV und LA, EN = Endokard. (leicht modifiziert nach Feigenbaum, 1981)

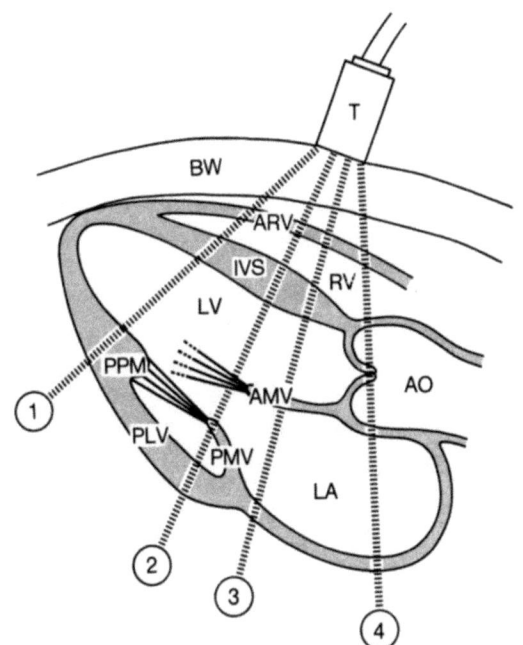

a

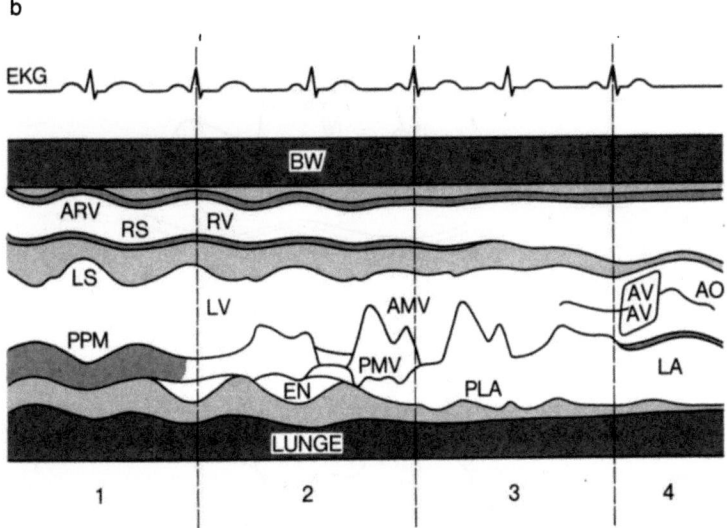

b

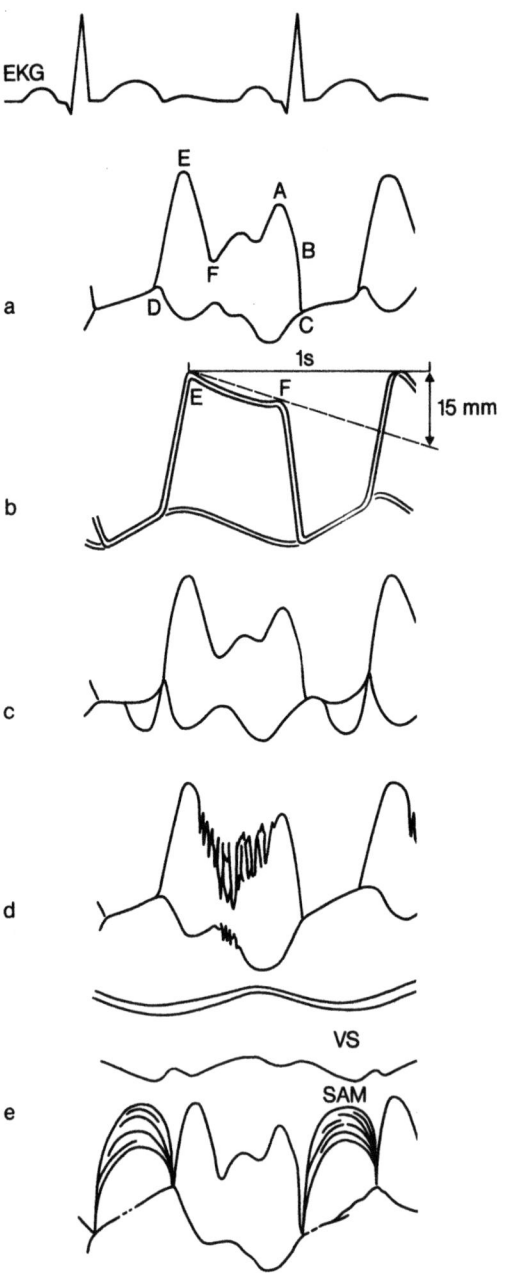

vierten ICR links parasternal plaziert ist und in vier Positionen von der Herzspitze zur Herzbasis gekippt wird.
Abbildung 11 b zeigt schematisch das dabei gewonnene Echokardiogramm. Die in Position zwei und drei dargestellten Mitralklappen können ebenso wie die Aortenklappen in Position vier nur während ihrer Öffnung in der Diastole bzw. in der Systole voneinander unterschieden werden. Bei vollständigem Klappenschluß erscheinen sie nur als Linie.
Gerade durch die Echokardiographie läßt sich die zentrale Bedeutung der Mitralklappen für die linksventrikuläre Herzaktion und ihre Störungen bestätigen. Bei der Bewegung des vorderen Mitralsegels während der Klappenöffnung werden sechs Punkte markiert (Abb. 12 a). D zeigt den Öffnungsbeginn an, E stellt die maximale Auslenkung in den linken Ventrikel während der frühen Diastole und damit den Beginn der frühdiastolischen Klappenschlußbewegung dar, die in F endet. A als Gipfel der Aufwärtsbewegung wird durch die Vorhofkontraktion verursacht, während C den endgültigen Klappenschluß angibt. B zeigt gewöhnlich den Beginn der Ventrikelsystole an und tritt am ehesten bei langsamen Herzfrequenzen deutlich hervor. Dann läßt sich häufig auch eine weitere, nicht näher bezeichnete Welle zwischen F und A erkennen. Auch sie verschwindet mit zunehmender Herzfrequenz. Bei einer Tachykardie kann oft nur der E-Gipfel wahrgenommen werden. Von dort erfolgt zunächst ein sanfterer Abfall zu A, dann fällt die Kurve steil zu C ab.
Für die Mitralstenose ist das verringerte EF-Gefälle charakte-

---

Abb. 12 a – e. Bewegungsabläufe der Mitralsegel. a. Normaler Ablauf bei langsamer Herzfrequenz. A = A-Welle im vorderen Mitralsegel im Anschluß an die Vorhofkontraktion, B = kurze Unterbrechung des Mitralklappenschlusses (C), D = Mitralklappenöffnung, E = maximale Öffnung in der frühen Diastole, F = frühdiastolische Schließungsbewegung. b. Mäßiggradige Mitralstenose. Das EF-Gefälle soll normalerweise mehr als 18 mm/s sein. Außerdem deutlich verdickte Mitralsegel. c. Mäßiggradiger Prolaps des hinteren Mitralsegels in der späten Systole bei Prolapsing mitral valve. d. Flattern des vorderen Mitralsegels bei Aorteninsuffizienz. e. Systolic anterior motion (SAM) bei hypertrophischer obstruktiver Kardiomyopathie (HOCM) und hypertrophiertes Ventrikelseptum (VS). Zunehmende Annäherung von SAM an VS bedeutet zunehmende Obstruktion

ristisch (Abb. 12b). Hier gilt mehr als 35 mm/sec als normal, 25–35 mm/sec als geringgradige, 15–25 mm/sec als mittelgradige und unter 15 mm/sec als hochgradige Mitralstenose. A und B lassen sich häufig nicht wahrnehmen. Deutliche Vibrationen oder Pulsationen bzw. deutliches Flattern können als Zeichen der Verhärtung bzw. der Verkalkung gewertet werden.

Die Mitralinsuffizienz ist weit schwieriger diagnostizierbar, da der unregelmäßig geformte Klappenapparat während der Systole fast parallel zum Schallstrahl verläuft und es unklar ist, ob die Echos von den Chordae der Papillarmuskeln oder von den Klappen stammen. Es gibt jedoch Sekundärzeichen, die als Hinweis für eine Mitralinsuffizienz gewertet werden können, wie etwa ein dilatierter, linker Vorhof, vermehrte Vibrationen oder Pulsationen der linken Vorhofhinterwand am Übergang zum Ventrikel, übermäßige Bewegungen des Ventrikelseptums und auch ein dilatierter Ventrikel.

Hingegen stellt sich der Mitralklappenprolaps (prolapsing mitral valve) recht charakteristisch dar und ist wahrscheinlich eine der wichtigsten Indikationen für die Echokardiographie (Abb. 12c).

Schließlich können Veränderungen der Mitralsegelwellen als spezifische Sekundärzeichen für das Vorliegen einer Aorteninsuffizienz oder einer hypertrophischen obstruktiven Kardiomyopathie (HOCM), d.h. einer idiopathischen hypertrophen subvalvulären Aortenstenose (IHSS), gewertet werden.

Die Aorteninsuffizienz bewirkt neben einem nicht ganz charakteristischen Flattern der Mitralklappe (Abb. 12d) einen bei-

---

Abb. 13a–d. Bewegungsabläufe der Aortenklappen. a. Normaler Ablauf und Klappenabstand. AV Aortenklappen, AO Aorta. b. Bikuspidale Aortenklappen (2 Möglichkeiten, entweder durchgezogene oder gestrichelte Linie). c. Hypertrophische obstruktive Kardiomyopathie (HOCM) mit frühsystolischer Schließungsbewegung und verringertem Klappenabstand. Die Mitralinsuffizienz verursacht an der Aortenklappe ein ähnliches Bild. Allerdings beträgt der Klappenabstand hier meist mehr als 1,5 cm. Eindeutige Diagnose der HOCM an der Mitralklappe (s. Abb. 12). d. Verdickte Aortenklappen bei kombiniertem Aortenvitium mit überwiegender Aortenstenose

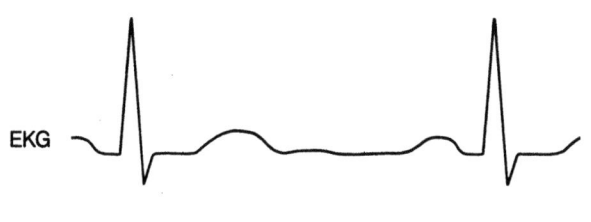

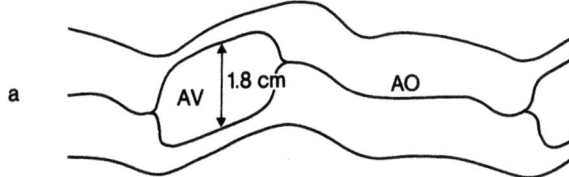

a

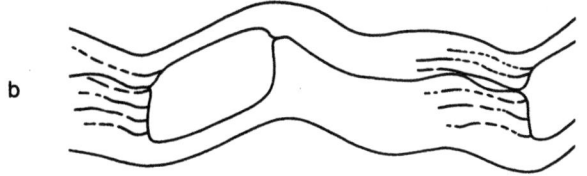

b

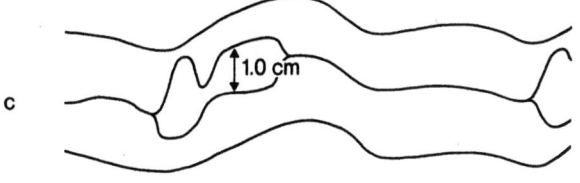

c

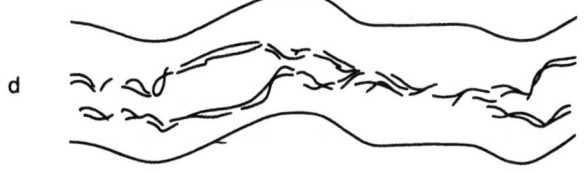

d

nahe vollständigen, mittel-diastolischen Schluß der Mitralklappe vor der Vorhofkontraktion mit zunehmender Regurgitation.
Für HOCM ist eine systolische Vorwärtsbewegung des vorderen Mitralsegels (systolic anterior motion, SAM) mit verdicktem Septum typisch (Abb. 12e). Je näher die SAM an das Ventrikelseptum heranreicht, desto höher ist der Obstruktionsgrad der linksventrikulären Ausflußbahn.
Die Aortenklappen formen während der systolischen Öffnung ein Parallelogramm und bewegen sich zusammen mit der Aorta nach oben. Bei Klappenschluß treffen sie sich in einer Mittellinie im Gegensatz zu nur bikuspidal angelegten Aortenklappen (Abb. 13b). Die normale Aortenklappenöffnung hat beim Erwachsenen einen Durchmesser zwischen 1,5 und 2,5 cm. Abstände unter 1,5 cm deuten auf eine Aortenstenose. Bei verdickten, flatternden Aortenklappen ist es oft schwer, einen genauen Abstand zu messen. Dafür läßt die festgestellte Verdickung eine Aortenstenose vermuten. Wenn zusätzlich eine Mitralinsuffizienz vorliegt, zeigen die Aortenklappen eine systolische Konvergenz (Abb. 13c) oder einen frühen systolischen Schluß, der sich vor dem diastolischen Schluß wieder öffnet.
Dieser Befund zeichnet auch die HOCM aus (Abb. 13c). Der mittel-systolische Schluß des Aortensegels ist somit nicht nur für diese Krankheit pathognomonisch. Differentialdiagnostisch müssen hier die phono- und mechanokardiographischen Befunde zu Rate gezogen werden.
Die Aorteninsuffizienz geht echokardiographisch mit einer diastolischen Trennung der Klappen einher. Normalerweise sind multiple diastolische Echos allerdings häufig. Sie können zu einer falsch-positiven Diagnose führen. Dann muß den röntgenologischen, phono- und mechanokardiographischen Befunden mehr Vertrauen geschenkt werden. Ein Flattern der diastolischen Klappenechos weist auf eine erhebliche Zerstörung oder auf übermäßig bewegliche Klappen (floppy valve) hin.
Die Trikuspidalklappen und vor allem die Pulmonalklappen sind echokardiographisch unter Normalbedingungen sehr schwer zu erfassen. Erst ein dilatierter rechter Ventrikel, der den RSR ausfüllt und das lufthaltige Lungengewebe ver-

drängt, vereinfacht die Untersuchung. Die Trikuspidalklappe liegt medial und vor der Mitralklappe, während die Pulmonalklappe lateral und vor der Aortenklappe registriert werden kann.

Das Echo des vorderen Trikuspidalsegels gleicht in seiner M-Form dem des vorderen Mitralsegels. Das diastolische Gesamtmuster der Trikuspidalstenose ist ebenfalls dem der Mitralstenose vergleichbar.

Der zuverlässigste Echobefund bei Morbus Ebstein ist der um mindestens 30 msec verspätete Schluß der Trikuspidalklappe gegenüber dem der Mitralklappe bei simultaner Aufzeichnung.

Von der Pulmonalklappe läßt sich fast nur die hintere Klappentasche registrieren. Sie entspricht in ihrem Muster der hinteren Aortenklappentasche.

Schließlich stellt die Echokardiographie eine wesentliche Bereicherung zur nichtinvasiven Erfassungsmethodik der linksventrikulären Hämodynamik dar. In Position 1 (Abb. 11a u. b) lassen sich hierzu alle notwendigen Messungen vornehmen. Mit dem enddiastolischen (Ded) und dem endsystolischen Durchmesser (Des) in Abb. 14 läßt sich die fraktionierte Verkürzung (fractional shortening) nach der Formel

$$\frac{Ded - Des}{Ded} \cdot 100 \, (\%)$$

berechnen. Sie korreliert unter anatomischen Normalbedingungen ohne funktionelle Toträume im linken Ventrikel gut mit der Auswurffraktion (ejection fraction), die nach derselben Formel berechnet wird, wenn die eindimensionalen Durchmesser durch die entsprechenden Volumina ersetzt werden.

Die Verkürzungszeit t kann entweder direkt (Abb. 14) oder exakter mit Hilfe des systolischen Zeitintervalls LVET (left ventricular ejection time, Austreibungszeit) gemessen werden.

Der jeweilige Kreisumfang ergibt sich aus dem Produkt $\pi \cdot Ded$ oder $\pi \cdot Des$, und deren Differenz läßt sich als systolische Umfangsverringerung verwerten.

Die mittlere Verkürzungsgeschwindigkeit der Myokardfasern ist der Quotient aus systolischer Umfangsverringerung zu

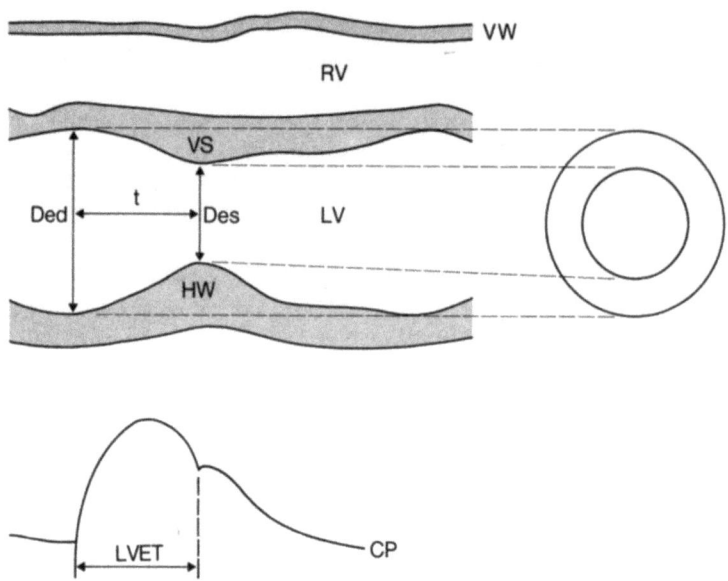

Abb. 14. M-Mode-Scandarstellung des linken Ventrikels in Position eins. VW = Myokardvorderwand, RV = rechter Ventrikel, VS = Ventrikelseptum, LV = linker Ventrikel, HW = Myokardhinterwand, Ded = enddiastolischer linksventrikulärer Durchmesser, Des = endsystolischer linksventrikulärer Durchmesser, CP = Karotispulskurve, LVET = Left ventricular ejection time (Austreibungszeit), t = Verkürzungszeit, die der *LVET* entspricht

Verkürzungs- bzw. Austreibungszeit:

$$\frac{\pi \cdot \text{Ded} - \pi \cdot \text{Des}}{t} \equiv \frac{\pi \cdot \text{Ded} - \pi \cdot \text{Des}}{\text{LVET}}.$$

Die normalisierte mittlere Verkürzungsgeschwindigkeit des Myokardfaserumfangs (mean velocity of circumferential fiber shortening, Vcf) wird durch das Verhältnis systolische Umfangsverringerung zu enddiastolischem Umfang mal Verkürzungszeit erfaßt:

$$\frac{\pi \cdot Ded - \pi \cdot Des}{t \cdot \pi \cdot Ded} = \frac{Ded - Des}{t \cdot Ded} = \frac{Ded - Des}{LVET \cdot Ded}.$$

Die Normalwerte für das Fractional shortening liegen beim Erwachsenen zwischen 25 und 42% und für die von Vcf bei mehr als 1,05 s^{-1}.

Zur Berechnung des linkventrikulären Volumens dient das Rotationsellipsoid als Grundlage, dessen Querachse dem echokardiographisch gefundenen linksventrikulären Durchmesser D entspricht und dessen Längsachse L als 2 D angenommen wird. Danach kann folgende Formel zu Anwendung gelangen:

$$V = \frac{4}{3} \pi \cdot \left(\frac{D}{2}\right)^2 \cdot \frac{L}{2} = \frac{4}{3} \pi \cdot \left(\frac{D}{2}\right)^2 \cdot D \quad \text{bei } L = 2D, \text{ deshalb}$$

$$V = \frac{4}{3} \pi \frac{D^3}{4}.$$

Da $\pi = 3{,}14$ beträgt, kann als Volumen dieses Rotationsellipsoids angenähert D^3 angenommen werden. Daraus ergibt sich die Formel für die weiter oben angesprochene Ejection fraction:

$$\frac{(Ded)^3 - (Des)^3}{(Ded)^3} \cdot 100 \, (\%).$$

Sie sollte beim gesunden Erwachsenen um 65% und keinesfalls unter 50% liegen.

Neuerdings wird die Doppler-Ultraschallmethode auch in der Kardiologie eingesetzt und bietet sich kostengünstig für die Praxis an.

Der Doppler-Effekt beruht auf der Schallfrequenzänderung eines sich dem Empfänger nähernden oder sich davon entfernenden Schallgenerators. Mit Reflexion der Ultraschallwellen von bewegten Blutbestandteilen läßt sich die Strömungsgeschwindigkeit des Blutes in den Herzhohlräumen und den großen Gefäßen ermitteln.

Ultraschallwellen können mit unterschiedlicher Frequenz von 1–10 MHz kontinuierlich (continuous wave mode, cw) oder

intermittierend (pulsed wave mode, pw) gesendet werden. Mit cw gelingt vor allem die Erfassung der maximalen Strömungsgeschwindigkeit, während mit pw deren genaue Lokalisation entlang der Sendeachse bestimmt werden kann.
Aus der Strömungsgeschwindigkeit (V) nach einem Hindernis kann der Druckgradient (Δ P), der durch das Hindernis zustandekommt, nach dem Gesetz von Bernoulli: $\Delta P = 4 \cdot V^2$ errechnet werden. Mit dieser Technik können so relativ einfach die Druckgradienten bei allen Klappenstenosen rechnerisch erfaßt werden.
Darüber hinaus lassen sich damit andere systolische Geräusche, etwa funktionell bedingte, aber auch durch Septumdefekte verursachte, von einer Aortenstenose und einer Mitralinsuffizienz diagnostisch differenzieren.

Pharmakologische Tests und Labor

Durch die Zufuhr gewisser Pharmaka gelingt es, elektro- oder phonokardiographische Veränderungen manchmal noch deutlicher hervorzuheben oder abzuschwächen, so daß eine weitere Differenzierung der Herzkrankheit möglich wird.
Besonders geeignet erscheinen hierfür folgende, schon in großem Umfange geprüfte Medikamente:
Das β-Sympathikolytikum Propranolol (Dociton) eignet sich vor allem zur Differenzierung funktioneller und organisch bedingter EKG-Endstreckenveränderungen. Weiterhin erscheint es brauchbar zur diagnostischen Abgrenzung von Herzvitien.
Bei Vorliegen eines erhöhten Sympathikotonus gelangen manchmal elektrokardiographische Endstreckenveränderungen im Sinne einer Linksschädigung (ST-Senkungen) und präterminale T-Negativierungen in den Ableitungen $V_4 - V_6$) oder von intramuralen rudimentären Infarkten (gleichschenklige T-Negativierungen zwischen den Ableitungen V_2 und V_5) zur Darstellung. Im Gegensatz zu organisch bedingten Myokardschäden können diese labilen Endstreckenveränderungen etwa 2 Std nach der peroralen Gabe von 30 – 80 mg Propranolol beseitigt werden (Docitontest).

Die umschriebene obstruktive Kardiomyopathie in der Ausflußbahn des linken Ventrikels, die idiopathische hypertrophische subaortale Stenose (IHSS), läßt sich mit Hilfe von β-sympathikolytischen Substanzen, vor allem Propranolol (Dociton), sowohl diagnostisch als auch therapeutisch erfolgversprechend ausnutzen. Etwa 2 Std nach peroraler Einnahme von 80 – 120 mg Propranolol zeigt die systolische Doppelspindel eine deutliche Tendenz zur Verlagerung des Geräuschmaximums in die zweite Hälfte der Systole hinein. In der Karotispulskurve erkennt man eine Erniedrigung des zweiten Gipfels als Ausdruck einer geringeren Volumenförderung. Auch im Apexkardiogramm wird der zweite Gipfel niedriger, was als Zeichen einer linksventrikulären Druckabnahme im Vergleich zu den Ausgangswerten gedeutet werden kann.

Das β-Sympathikomimetikum Orciprenalin (Alupent) hingegen verstärkt die Veränderungen in Karotispulskurve und Apexkardiogramm. Außerdem verlagert es das Geräuschmaximum der Doppelspindel in die erste Hälfte der Systole. Mit Hilfe der Herzkatheterdiagnostik konnte festgestellt werden, daß β-Sympathikomimetika vom Orciprenalin-Typ den Druckgradienten zwischen linkem Ventrikel und Aorta erheblich verstärken. Damit wird im akuten Versuch eine deutliche Zunahme und Verschlechterung des Leidens herbeigeführt. Versuche mit orciprenalinhaltigen Stoffen sollten deshalb bei der IHSS nur in kardiologischen Zentren mit der Möglichkeit sofortiger Abwehrmaßnahmen durchgeführt werden.

Nitroverbindungen vom Nitroglycerin-Typ sind nach ihrer Gabe dazu geeignet, „Austreibungsgeräusche" bei Vorliegen einer Aorten- oder Pulmonalstenose zu verstärken, während ein Mitralinsuffizienzgeräusch ebenso wie das des Ventrikelseptumdefektes nicht verstärkt wird. Auch die akzidentellen Strömungsgeräusche werden nach Gabe von Nitroverbindungen lauter.

Die Gabe von Nitroglycerin eignet sich auch zur Differenzierung vegetativ und organisch bedingter Herzbeschwerden im Sinne einer koronaren Herzkrankheit. Während echte Angina-pectoris-Anfälle nach Gabe von Nitroglycerin abgeschwächt werden oder sogar ganz verschwinden können, nehmen die vegetativ bedingten Herzbeschwerden danach eher zu, da Nitroverbindungen auch eine Herzfrequenzsteigerung verursachen, die dann als unangenehmes Herzklopfen und -brennen wahrgenommen wird.

Zur Diagnose und Behandlung des WPW-Syndroms (S. 39) kann Ajmalin (Gilurytmal) herangezogen werden. Bei parenteraler Gabe von 50 mg Ajmalin mit einer maximalen Infusionsgeschwindigkeit von 10 mg/min gelingt es oft, die Delta-Wellen zum Verschwinden zu bringen. In vielen Fällen wird das WPW-Bild jedoch dadurch nicht geändert und kann sogar verstärkt werden. Auch der Ajmalintest ist nicht ungefährlich und sollte nur bei nichtdigitalisierten Patienten von erfahreneren Kardiologen vorgenommen werden.

Bei den Laboruntersuchungen (Tabelle 10) steht die Blutkörperchensenkungsgeschwindigkeit (BSG) an erster Stelle. Werte über 25 – 30 mm nach Westergren beim Ablauf der zweiten Stunde sollten auf jeden Fall weitere Untersuchungen veranlassen, da die Grenzwerte im Normalfalle nach 2 Std 16 mm bei Männern und 20 mm bei Frauen betragen. Eine erhöhte BSG kann Ausdruck entweder einer Anämie oder einer Dysproteinämie verschiedener Ursache sein. Eine Anämie äußert sich mit Hämoglobinwerten unter 12 g% und Erythrozytenwerten unter 4 Mill./mm^3. Bei den rheumatischen Herzvitien liegt häufig eine hämolytische Anämie vor, die mit einer Erhöhung der Retikulozyten (Normalwerte 0,6 – 1% und der Laktatdehydrogenase (LDH) über die Normalwerte von 80 – 200 IU/1000 ml einhergeht. Selbstverständlich kann bei prothetischem Klappenersatz immer mit einer geringen Hämolyse gerechnet werden. Die Werte der LDH und der Retikulozyten sollten jedoch die obere Normgrenze auch dabei nicht deutlich überschreiten.

Wenn keine Anämie vorliegt, kann die erhöhte BSG als Ausdruck einer Dysproteinämie meist infolge infektiöstoxischer, aber auch konsumierender Erkrankungen (Karzinom) aufgefaßt werden. Im Gegensatz zu konsumierenden Erkrankungen läßt sich bei Vorliegen einer Infektion eine Leukozytenerhöhung über 10 000/mm^3 mit einer Linksverschiebung im Differentialblutbild – Erhöhung der Stabkernigen über 3% – erkennen. Zum Ausschluß eines frischen rheumatischen Schubes bietet es sich an, den Antistreptolysintiter (ASL) und

das C-reaktive Protein (CRP) zu bestimmen. Diese serologischen Reaktionen weisen bei deutlich positivem CRP und einer Erhöhung des ASL über 160–200 ASE (Antistreptolysineinheiten)/ml Serum auf die akute Reaktionsphase gegen β-hämolysierende Streptokokken vom Typ A hin.
Beim Vorliegen einer ischämischen Myokarderkrankung muß vor allem bei akuter Verschlechterung des Allgemeinbefindens immer an einen Myokardinfarkt gedacht werden. Dieser äußert sich in der Akutphase zunächst in einem deutlichen Anstieg der Kreatinkinase, deren obere Normgrenze bei 50 U/l liegt. Im menschlichen Organismus sind inzwischen

Tabelle 10. Normalbereich von Laborwerten

Blutkörperchensenkungsgeschwindigkeit (BSG)
   2/6 mm – 10/20 mm nach Westergren – abgelesene Werte nach der 1. und der 2. Stunde.
   Geringere Werte weisen auf eine Polyglobulie oder eine Polyzythämie hin. Höhere Werte finden sich bei Anämien oder Dysproteinämien infektiöser oder konsumierender Erkrankungen (Karzinom). Eine infektiöse Erkrankung geht im Gegensatz zum Karzinom mit einer Linksverschiebung im Differentialblutbild einher.

Serumenzyme
   Kreatinkinase (CK)   bis   50 IU/100 ml = U/l
   CK-MB   0 IU/100 ml = U/l
   Laktatdehydrogenase (LDH)   80–200 IU/100 ml = U/l
   Glutamat-Oxalacetat-
   Transaminase (GOT)   5–23 IU/100 ml = U/l

Metaboliten
   Cholesterin: Lebensalter (Jahre)   +180 gm/100 ml
   Triglyceride   bis   160 mg/100 ml
   Harnsäure   2,5–8 mg/100 ml
   Glucose   50–100 mg/100 ml
   Kreatinin   0,7–1,2 mg/100 ml
   Harnstoff-N   12–25 mg/100 ml
   Gesamt-Bilirubin   bis   1 mg/100 ml

Elektrolyte
   Kalium   3,5–5 mval/l
   Kalzium   4,5–5,5 mval/l
   Natrium   130–145 mval/l
   Anorg. Phosphat   1,4–2,6 mval/l

die Untereinheiten der Kreatinkinase nachgewiesen worden. Man findet die Isoenzyme CK-MM („Muskeltyp"), CK-BB („Gehirntyp") und CK-MB („Herzmuskeltyp"). CK-MB ist sehr herzmuskelspezifisch, da man dieses Isoenzym nur noch mit äußerst geringen Aktivitäten im Uterus nachweisen konnte. Daher ist die differentialdiagnostische Bedeutung des Nachweises von CK-MB insbesondere bei Myokardinfarkt und bei mechanischen oder elektrischen Traumen des Herzmuskels anerkannt. Bei Patienten mit gesichertem Herzinfarkt kann in jedem Fall mindestens zwischen 6 und 28 Std nach klinischem Infarkteintritt eine CK-MB-Aktivität im Serum gemessen werden. Auch bei Intoxikationen und einer Schocksymptomatik im präfinalen Stadium sowie bei Kollagenosen (Dermatomyositis, Sklerodermie, Lupus erythematodes mit Herzmitbeteiligung – Libman-Sacks-Syndrom) ließen sich meßbare CK-MB-Aktivitäten nachweisen. Ansonsten ist CK-MB gleich 0 U/l.

Im weiteren Verlauf des Myokardinfarkts steigt die Glutamat-Oxalacetat-Transaminase (GOT) an und ist in den ersten 3–5 Tagen deutlich erhöht (Normalwerte 5–23 IU/ 1000 ml). Eine deutliche Erhöhung findet man außerdem bei akuter und chronisch rezidivierender Hepatitis sowie bei dystrophischen Schüben der Leberzirrhose. Auch die Laktatdehydrogenase steigt – wie bei Vorliegen einer hämolytischen oder perniziösen Anämie – beim Herzinfarkt deutlich an und erreicht am 8.–10. Tag ihr Maximum (Normalwerte 80–200 U/1000 ml = U/l). Sowohl bei den Anämieformen als auch beim Herzinfarkt ist das Isoenzym LDH_1 für den Anstieg verantwortlich. Die Isoenzyme $LDH_2 - LDH_4$ weisen bei ihrer Erhöhung auf Systemkrankheiten oder meist bereits metastasierende maligne Tumoren hin. Relativ geringe Anstiege des Isoenzyms LDH_5 werden bei akuter und chronischer agressiver Hepatitis sowie bei Leberzirrhoseschüben beobachtet. Stärkere Anstiege von LDH_5 zeigen sich bei Krankheiten des Skelettmuskels und Niereninsuffizienz.

Für das Entstehen einer ischämischen Myokarderkrankung gibt es heute bekanntlich einige Risikofaktoren. Bei den Hyperlipoproteinämien werden fünf Typen unterschieden. Für die Praxis erscheinen vor allem der Typ IIa mit einer Hypercholesterinämie und normalen Triglyceridwerten, der Typ IV

mit normalem Cholesterinwert und erhöhten Triglyceridwerten sowie der alimentärbedingte Typ V, der sowohl mit einer Hypercholesterinämie als auch einer Hypertriglyceridämie einhergeht, erwähnenswert. Die obere Normgrenze von Cholesterin kann als die Summe aus 180 mg/100 ml und Lebensalter des Patienten in Jahren, ausgedrückt in mg, gelten. Die obere Normgrenze der Triglyceride wird mit 160 mg/100 ml angesetzt. Vor allem die alimentärbedingten Hyperlipoproteinämien sind mit einer Hyperurikämie und Harnsäureanstiegen über 8 mg/100 ml vergesellschaftet. Auch den Nüchternglucosewerten sollte Beachtung geschenkt werden, um eine Hyperglykämie mit Werten über 100 mg/100 ml rechtzeitig zu erkennen. Hierzu bietet sich auch der Glucosetoleranztest mit der peroralen Gabe von 100 g Glucose an. Ein latenter Diabetes mellitus mit normalen Nüchternblutzuckerwerten enthüllt sich, wenn der Blutzuckerspiegel nach 1 Std 160 mg/100 ml und nach 2 Std 120 mg/100 ml überschreitet.
Bei Vorliegen einer Hypertonie sollte eine latente Niereninsuffizienz mit Hilfe der Kreatininwerte (obere Normgrenze 1,2 mg/100 ml) und des Harnstoff-N (obere Normgrenze 25 mg/100 ml) bestimmt werden, da diese beiden Werte dann erhöht sind.
Schließlich sollten auch die elektrokardiographisch vermuteten Elektrolytveränderungen, vor allem des Kaliums (Normbereich 3,5 – 5 mval/l) und des Kalziums (Normbereich 4,5 – 5,5 mval/l), nachgewiesen werden.

Die Behandlung

Arterielle Hypertonie (Tabelle 11)

Normalerweise soll der unblutig gemessene Brachialarteriendruck nach Riva-Rocci-Korotkoff an beiden Armen seitengleich und in Herzhöhe einen Wert von 140/90 mm Hg nicht überschreiten. Werte bis 160/95 mm Hg werden als Grenzwerthypertonie (borderline hypertension) bezeichnet und vereinbarungsgemäß in fortgeschrittenem Lebensalter als noch nicht behandlungsbedürftig toleriert. Die Behandlung sollte immer eine kochsalzarme und bei Adipositas eine gewichtsreduzierende Diät zur Grundlage haben. Als erster Behandlungsschritt empfehlen sich β-Rezeptorenblocker. Bei älteren Hypertonikern könnte Kalziumantagonisten wegen geringerer Nebenwirkungsgefahr der Vorzug gegeben werden. Daneben können auch Saluretika zur Anwendung gelangen, wobei sich vor allem die Thiazidreihe durchgesetzt hat. Hypertone Krisensituationen unter psychischer oder physischer Belastung bedürfen allerdings einer zusätzlichen Therapie mit den beiden vorhergenannten Wirkstoffen. Um gelegentlich auftretende Kaliumverluste bei der Saluretikabehandlung zu vermeiden, empfiehlt sich eine prophylaktische Kombination mit Triamteren, Amilorid oder Aldosteronantagonisten. Bei einer Niereninsuffizienz sind kaliumretinierende Substanzen allerdings kontraindiziert.

Tabelle 11. Die Behandlung der Hypertonie

1. Kochsalzarme Diät, bei Adipositas Gewichtsreduktion
2. β-Rezeptorenblocker oder Kalziumantagonisten
3. Saluretika
4. Vasodilatatoren:
   Angiotensin-converting-enzyme-(ACE-)Inhibitoren, α_1-Rezeptorenblocker oder zentrale α-Rezeptorstimulatoren, direkte Gefäßmuskelerschlaffer, Methyldopa, Nitroprussidnatrium

Bei einer Herzinsuffizienz dienen Saluretika zum Ausschwemmen von Ödemen und sind deshalb im Gegensatz zu β-Rezeptorenblockern nicht kontraindiziert. Eine neue Wirkstoffgruppe stellen die Aktivitätshemmer des Enzyms dar, welches das pharmakologisch inerte Angiotensin I zu dem hochaktiven Vasokonstriktor Angiotensin II konvertiert bzw. abbaut. Durch seine Hemmung kommt es zu einer deutlichen Reduktion des peripheren Gesamtwiderstandes und vor allem des diastolischen Blutdrucks. Bei dem ersten ACE-Inhibitor Captopril muß noch relativ hoch dosiert werden, was zu nicht ungefährlichen Komplikationen führen kann. Außerdem sind beidseitige Nierenarterienstenosen eine Kontraindikation. Wegen ihrer vasodilatatorischen Wirkung eignen sich auch ACE-Inhibitoren (Angiotensin-converting-enzyme-Inhibitoren) zur Behandlung der Herzinsuffizienz durch Herabsetzen der myokardialen Nachbelastung (Afterload).
Postsynaptische α-Rezeptorenblocker und genauso zentrale α-Rezeptorstimulatoren bewirken eine Vasodilatation durch eine Verhinderung der noradrenalinbedingten vasokonstriktiven Stimulation der α_1-Rezeptoren in der Gefäßmuskulatur. Blocker dieser Rezeptoren sind dabei, sich ebenfalls als Antihypertensiva der ersten Wahl zu empfehlen, obwohl bei einigen die Gefahr einer Tachyphylaxie oder Toleranz und einer Orthostase besteht.
Unter Noradrenalinantagonisten soll die sehr komplexe Gruppe von Medikamenten zusammengefaßt werden, die die Produktion und die Speicherung von Noradrenalin in den Granula der adrenergen Neuronen störend beeinflussen oder hemmen. Diese früher auch „Ganglienblocker" genannten Medikamente sollten nur bei sonst nicht zu beeinflussenden Hypertonien, d.h. bei Non-responders, eingesetzt werden.
Erwähnenswert erscheint Methyldopa, welches zu α-Methylnoradrenalin synthetisiert wird und als falscher Neurotransmitter die Impulsübertragungen blockiert. Es scheint aber autoimmunologische Prozesse mit positivem Coombs-Test, Erythematodes, hämolytischen Anämien, Leuko- und Thrombozytopenien vor allem in höherer Dosierung verursachen zu können.
Lupus erythematodes wird auch bei dem potenten Vasodilatator Hydralazin in höherer Dosierung beschrieben, während

Minoxidil, ein anderer direkter Gefäßmuskelerschlaffer, mit einer kochsalzbedingten Flüssigkeitsretention und einer Hypertrichose einhergehen kann.
Nitroprussidnatrium schließlich senkt bei parenteraler Anwendung dosisabhängig den venösen (venous pooling) wie auch den arteriellen Gefäßwiderstand mit akuter Blutdrucksenkung. Bei unvorsichtiger Anwendung besteht die Gefahr eines Kreislaufschocks.

Herzinsuffizienz

Eine Herzinsuffizienz macht sich zunächst immer in einer Belastungsdyspnoe (Atemnot beim Treppensteigen) und in einer Nykturie bemerkbar. Bei Patienten, die an einer Zerebralsklerose leiden, kann durch eine Herzinsuffizienz eine zerebrale Minderdurchblutung zustandekommen, die sich in Schwindelgefühlen und Dauerohrgeräuschen äußern kann.
Erst in fortgeschrittenen Stadien der Herzinsuffizienz werden Beinödeme, eine Lebervergrößerung und eine Halsvenenstauung festgestellt.
Schon beim Auftreten einer Belastungsdyspnoe oder einer Nykturie ohne vermehrten Flüssigkeitskonsum ist eine herzstützende Therapie angebracht. Dafür kommen Digitalisglykoside in Frage. Strophanthin sollte akuten Fällen mit schwerer Herzinsuffizienz vorbehalten bleiben, da es nur bei mehrmals täglicher intravenöser Gabe nachweislich zur Rekompensation des Herzens führt und somit einen großen Arbeitsaufwand erfordert. Der Erfolg der peroralen Strophanthin-Gabe und seine Vorteile gegenüber einer peroralen Digitalisglykosid-Medikation erscheinen bisher als fragwürdig. Deshalb sollten zur Dauerbehandlung einer Herzinsuffizienz Digitalisglykoside vorgezogen werden. Hier hat sich vor allem das β-Acetyldigoxin mit einer enteralen Resorption von 70–80% bewährt. Neuerdings wird auch das β-Methyldigoxin mit einer Resorptionsrate von 80–90% erfolgreich eingesetzt. Allerdings ist die enterale Resorption herabgesetzt, wenn etwa eine enterale Stauung infolge einer dekompensierten Herzinsuffizienz vorliegt. Zur mittelschnellen Sättigung hat

sich eine Dosierung von 4 Tabletten am 1., 3 Tabletten am 2. und 2 Tabletten am 3., 4. und 5. Tag bewährt.
Die weitere Medikation richtet sich nach dem Körpergewicht. Vor allem die Dosis von β-Methyldigoxin sollte bei schmalen Frauen 1 Tablette/Tag nicht überschreiten. Nur bei sehr adipösen Männern ist eine Dosis von 2 Tabletten/Tag angezeigt. Durchschnittlich fährt man mit einer Digitalisdauermedikation von 1 bzw. 2 Tabletten Acetyldigoxin im täglichen Wechsel am besten.
Im Gegensatz zu Digoxin ist Digitoxin praktisch nicht nierenpflichtig, unterliegt keiner Metabolisierung und besitzt eine konstant hohe Bioverfügbarkeit (90 – 100%). Seine Dosierung ist gut kalkulierbar und bietet bei ambulanter Therapie ein hohes Maß an Sicherheit.
Bei einer Überdosierung machen sich Vergiftungserscheinungen in Form von Appetitlosigkeit, vermehrtem Speichelfluß, Übelkeit, Erbrechen und Farbensehen bemerkbar.
Elektrokardiographisch läßt sich eine Sinusbradykardie mit Frequenzwerten deutlich unter 60/min und gehäuften ventrikulären Extrasystolen, oft in Form einer Bigeminie, registrieren. Dabei folgt jeweils einer Sinusknotenerregung ein schenkelblockartig deformierter Kammerkomplex.
Weiterhin verlängern Digitalisglykoside die AV-Überleitungszeit und können so bei vorgeschädigtem Vorhofmyokard im Bereich des AV-Knotens zu einer AV-Blockierung 1. Grades führen.
Wegen dieser Nebenwirkungen bei Überdosierung sollte eine Digitalisglykosidtherapie vor allem auf die Herzinsuffizienz und seltene Rhythmusstörungen beschränkt bleiben.
Vor allem ist es keineswegs indiziert, Patienten mit Herzklappenfehlern und mit implantierten Schrittmachern sowie Patienten fortgeschrittenen Lebensalters zu digitalisieren, auch wenn keine Herzinsuffizienz vorliegt.
Auch Patienten mit ischämisch bedingter Herzinsuffizienz bedürfen meist keiner Digitalistherapie, sondern einer Behandlung mit Kalziumantagonisten in Kombination mit Vasodilatatoren. Damit wird einerseits der myokardiale Sauerstoffverbrauch herabgesetzt bzw. ökonomisiert und andererseits die Herzarbeit durch Senkung des peripheren Widerstandes erleichtert. Hier, in der Senkung der myokardialen Nachbela-

stung (Afterload), scheinen sich vor allem die ACE-(Angiotensin-converting-enzyme-)Inhibitoren (s. Abschn. Hypertonie) zu bewähren.
Eine neue Wirkstoffgruppe für diese Indikation sind die Hemmer der Phosphodiesterase, welche für den Abbau des zyklischen Adenosinmonophosphats (cAMP) verantwortlich ist. Dadurch steht dieser auch für die aktive Vasodilatation verantwortliche Second messenger zur Verfügung. Hauptsächlich bewirkt cAMP als Second messenger die Einleitung der Herzmuskelkontraktion.
Diese Phosphodiesteraseinhibitoren (Amrinon u.a.) führen damit sowohl zu einer Herzkraftsteigerung als auch zu einer Herzarbeitserleichterung durch Vasodilatation. Allerdings gibt es hier noch einige wesentliche Probleme, wie bessere Bioverfügbarkeit, Nichtverursachung von Thrombozytopenien oder optischen Farbdissensibilitäten, bevor die Marktreife erlangt werden kann.
Zusammenfassend muß leider festgestellt werden, daß bisher noch der Nachweis fehlt, die Lebensqualität von Patienten mit fortgeschrittener Herzinsuffizienz durch irgendeine medikamentöse Therapie entscheidend verbessern als auch die Lebensdauer verlängern zu können.

Angina pectoris

Eine koronare Herzkrankheit äußert sich meist nur unter Belastungen mit dem Symptom der Angina pectoris (S. 3) und wird als stabile Angina bezeichnet. Davon wird die instabile Angina abgegrenzt, bei der die Anfälle häufig in Ruhe auftreten und/oder 15–30 min anhalten und/oder Krescendocharakter aufweisen. Außerdem sind sie nitroglycerinresistent. Die Variantform der Angina (Prinzmetal) ist seltener und beruht auf Koronarspasmen bei meist vorgeschädigten Gefäßen. Sie geht nicht mit ST-Senkungen, sondern mit ST-Hebungen einher, die im Gegensatz zum Myokardinfarkt nach dem Anfall schnell verschwinden und keine Q-Zackenbildungen im Gefolge haben (S. 32).
Bei der Behandlung der koronaren Herzkrankheit ist zu bedenken, daß sich die Sauerstoffzufuhr nur unerheblich mit

Medikamenten verbessern läßt, da die durch die Sklerose starr verengten Koronarabschnitte zu Dilatationen nicht mehr befähigt sind.
Nach der Gabe von Koronardilatatoren ist zu erwarten, daß lediglich eine Verlagerung des Blutstromes von ischämischen zu nichtischämischen Myokardregionen hervorgerufen bzw. verstärkt wird (coronary steal effect).
Die koronare Gefäßchirurgie gilt heute noch immer als die beste Lösung, das Sauerstoffangebot für bedrohte Myokardbezirke zu erhöhen. Dabei werden die koronarangiographisch nachgewiesenen Stenosen mit körpereigenen Gefäßen oder mit Kunststoffprothesen umgangen (coronary bypass).
Eine Verminderung des myokardialen Sauerstoffverbrauches bleibt die andere Möglichkeit, das gestörte Verhältnis von Sauerstoffzufuhr und -bedarf zu beheben.
Nitroverbindungen, wie etwa Isosorbiddinitrat oder Nitroglycerin, verursachen eine Verringerung der systolischen myokardialen Wandspannung und sind damit sehr hilfreich sowohl bei der chronischen Koronarkrankheit als auch beim akuten Angina-pectoris-Anfall, obwohl sie die Herzfrequenz erhöhen.
β-Rezeptorenblocker reduzieren die Herzfrequenz und die myokardiale Wandspannung. Wegen ihrer zusätzlichen antiarrhythmischen Wirkung scheint die Überlebenschance nach einem Myokardinfarkt zu steigen, wenn schon davor eine Behandlung mit β-Rezeptorenblockern eingeleitet worden war. Außerdem ist diese Wirkstoffgruppe geeignet zur Behandlung der arteriellen Hypertonie, die als Risikofaktor beim Entstehen, aber auch im Verlauf einer koronaren Herzkrankheit oft eine bedeutende Rolle spielt. Falls keine Herzinsuffizienz vorliegt, erscheint deshalb eine Kombinationstherapie von β-Rezeptorenblockern und Nitroverbindungen sehr empfehlenswert, da dabei der Sauerstoffverbrauch des Myokards durch eine Verringerung der Vor- und Nachbelastung des Herzens sowie durch eine Herabsetzung der Herzfrequenz erheblich eingeschränkt wird und somit zu einer Verringerung oder gar zum Verschwinden von Angina-pectoris-Anfällen bei diesem Leiden beitragen kann.
Ein Myokardinfarkt, aber auch eine differentialdiagnostisch in Frage kommende instabile und eine Prinzmetal-Angina

bedürfen unter allen Umständen einer stationären Beobachtung und Behandlung der Schocksymptomatik, der Blutgerinnung und kardialer Arrhythmien. Zur Behandlung der funktionellen oder vegetativen Herzbeschwerden eignen sich neben β-Rezeptorenblockern auch Kalziumantagonisten, während Nitroverbindungen häufig eine Zunahme der Beschwerden herbeiführen (S. 90). Die hierbei auftretenden, für einen Angina-pectoris-Anfall atypischen Beschwerdebilder in der Herzgegend sind oft mit tachykarden Herzrhythmusstörungen, meist supraventrikulärer Natur, vergesellschaftet und lassen sich ebenfalls mit β-Rezeptorenblockern gut beherrschen.

Herzrhythmusstörungen

Als Ursachen der Rhythmusstörungen des Herzens kann eine Vielfalt von Schädigungen angeführt werden. Neben den organisch manifestierten Schädigungen in Form von Narbenbildungen in der Umgebung oder im Reizleitungssystem bei ischämischen und rheumatisch bedingten Myokarderkrankungen sind auch Intoxikationen durch Alkohol- oder Nikotinabusus in Erwägung zu ziehen. Ein nicht unerheblicher Teil der Rhythmusstörungen läßt sich auch auf vermehrte psychische Belastungen in Form von Streßsituationen etwa im Beruf oder in der Familie verbunden mit einer überschießenden Katecholaminausschüttung zurückführen. Sie äußern sich meist in gehäuft supraventrikulären Extrasystolen und anfallsweisen supraventrikulären Tachykardien.
Zur Behandlung werden die Antiarrhythmika nach Vaughan Williams in vier Klassen (s. Anhang C) unterteilt. Zur akuten Beseitigung lebensbedrohlicher Arrhythmien in Form von Couplets oder Salven ventrikulärer Extrasystolen (Lown IV), die schließlich in ventrikuläre Tachykardien, Kammerflattern und -flimmern übergehen, haben sich die membranstabilisierenden Klasse-I-Antiarrhythmika vom Chinidin- oder Lidocaintyp bewährt (s. Anhang C). Leider gibt es bei diesen schweren, meist ischämisch bedingten Arrhythmien kein absolut erfolgversprechendes Mittel der Wahl zur Verhinderung des „sudden death", der meist durch Kammerflimmern, sel-

tener auch durch Asystolie ohne Vorankündigung verursacht wird.
Eine signifikante Verminderung des „sudden death" nach dem Akutstadium eines Myokardinfarktes konnte anhand großer Patientenzahlen durch Langzeitbehandlungen mit den β-Rezeptorenblockern Timolol (Norwegen-Studie) und Propranolol (Beta-Blocker Heart Attack Trial, U.S.A.; BHAT) belegt werden. Im Akutstadium eines Infarktes hat sich in dieser Hinsicht Metoprolol bewährt.
Die Medikamente der Klasse III mit ihrem Standardvertreter Amiodaron wirken nicht durch Verlangsamung der Aufstrichgeschwindigkeit während der systolischen Depolarisation wie die Medikamente der Klasse I, sondern durch Verlängerung der effektiven Refraktärzeit. Leider ist das sehr wirksame Amiodaron wegen seiner rund vier Wochen langen Halbwertszeit nicht gut steuerbar und wird in der Cornea abgelagert. Als Nebenwirkungen kommen Schilddrüsendysfunktionen, Photosensibilität, Polyneuropathien und fibrosierende Lungenparenchymveränderungen vor.

Rheumatisch-infektiöse Herzerkrankungen

Chronisch rezidivierende Tonsillitiden durch β-hämolysierende Streptokokken kommen meist als Ursache der erworbenen Herzklappenfehler und der rheumatischen Herzmuskelentzündungen in Frage. Oft gehen sie mit einem rheumatischen Fieber (akute Polyarthritis) einher.
Bei den Laborwerten fallen neben einer stark beschleunigten Blutsenkungsgeschwindigkeit vor allem auch ein erhöhter Antistreptolysintiter und ein deutlich positives C-reaktives Protein auf.
Die Behandlung der akuten Phase besteht zweifelsohne in einer hochdosierten Antibiotika-Gabe – etwa 20 – 30 Millionen IE Penicillin/Tag oder Cephalosporine in der entsprechenden Dosis –, die bis in die fieberfreie Phase beibehalten bleiben sollte. Wegen des nicht unbedenklichen Schweregrades des Krankheitsbildes und zur optimalen Wahl des Antibiotikums ist eine stationäre Beobachtung zumindest in der akuten Phase notwendig. Nach vollständigem Ausheilen der Ent-

zündungsprozesse ist eine umgehende Tonsillektomie unbedingt empfehlenswert. Im Prinzip sollte bei rezidivierenden Tonsillitiden immer zu einer prophylaktischen Tonsillektomie geraten werden, um das Risiko von streptokokkenbedingten Endomyokarditiden, Glomerulonephritiden und akuten Polyarthritiden zu verringern. Erhöhte Antistreptolysintiter und beschleunigte Blutsenkungsreaktionen bedürfen auch bei tonsillektomierten Patienten mit erworbenen Herzklappenfehlern einer prophylaktischen Antibiotika-Therapie – etwa mit 1 Million IE Penicillin/Tag –, bis die Laborwerte wieder im Normbereich liegen. Auch nach der Operation eines Herzklappenvitiums sollten rheumaserologische Untersuchungen etwa in Abständen von ½ Jahr durchgeführt werden, um rechtzeitig schwelende Entzündungsprozesse im Herzmuskel zu erkennen und zu behandeln.

Grundlagen

Myokardiale Dynamik

Den unterschiedlichen Belastungen des Organismus mit seinen unterschiedlichen Anforderungen an die Blutversorgung seiner Gewebe begegnet der Herzmuskel durch die Steuerung seines Schlagvolumens pro Zeiteinheit. Zwei Mechanismen und ihre Addition stehen ihm dabei theoretisch zur Verfügung. Einerseits könnte er in der gleichen Zeit wie ohne Belastung durch stärkere Verkürzung ein größeres Volumen, andererseits könnte er ein gleich großes Volumen wie vorher in kürzeren Zeitabständen befördern. Schließlich bliebe noch die Möglichkeit der Addition, indem der Herzmuskel ein größeres Volumen in kürzeren Zeitabständen als vorher auswirft. Die erwähnten Möglichkeiten sind vom Herzen durchaus alle erfüllbar.
Die Umstände, welche den Herzmuskel befähigen, ein größeres Volumen in derselben Zeit auszuwerfen, wurden von O. Frank in einem Arbeitsdiagramm des isolierten Froschherzens entworfen und mit Hilfe eines Herz-Lungen-Präparates von E. H. Starling und H. Straub auf das Warmblüterherz übertragen.
Viele Jahre beherrschte das sogenannte Starling-Gesetz die Regulationstheorien der Herztätigkeit. Zusammengefaßt beinhaltet es die lineare Proportionalität von präsystolischer Muskelfaserlänge und systolischem Volumenauswurf. Je stärker also der Herzmuskel in physiologischen Grenzen gedehnt wird, d.h. je mehr das enddiastolische Kammervolumen anwächst, desto größer ist das ausgeworfene Blutvolumen, da die Herzmuskelfasern befähigt sind, sich so stark zu verkürzen, daß sie ihr festgelegtes Verkürzungsminimum nach dem „Alles-oder-Nichts-Gesetz" erreichen. Das gilt selbstverständlich nur innerhalb physiologischer Grenzen. Zur näheren Erläuterung sei hier wiederum der isoliert aufgehängte

Papillarmuskel angeführt, an dessen Ende ein Gewicht angebracht ist, welches auf einer Unterlage ruht. Diese Unterlage samt Gewicht wird nun zunehmend von dem Punkt, an dem der Muskel aufgehängt ist, entfernt. Bei der darauffolgenden Unterstützungszuckung verkürzt sich der Muskel immer wieder auf die gleiche Länge. Die Zeit, in der die Verkürzung abläuft, bleibt offensichtlich unverändert, deshalb muß die Längenänderung des Muskels pro Zeiteinheit, also seine Verkürzungsgeschwindigkeit, größer werden. Bei diesem Starling-Gesetz ist darauf zu achten, daß die eigentliche Kontraktionskraft des Herzmuskels oder auch seine Elastizität nicht verändert wird. Es wird lediglich durch eine Längenänderung des Herzmuskels, d. h. durch eine Änderung des enddiastolischen Kammervolumens, eine Änderung des danach ausgeworfenen Schlagvolumens erreicht, weil sich der gesunde, unbeeinflußte Herzmuskel immer zur gleichen Endfaserlänge, also zum gleichen endsystolischen Kammervolumen, verkürzt.
Die Längenänderung eines Körpers durch eine konstante Kraft hängt nach dem Hookeschen Gesetz von dem Elastizitätsmodul des Körpers ab. Deshalb dehnen sich auch etwa gleich große Körper aus Gummi und aus Eisen verschieden stark. Der Elastizitätsmodul ist in der unbelebten Natur für jedes Material konstant, d. h. bei Konstanz der einwirkenden Kraft und bei Konstanz des Materialquerschnittes bleibt auch die Dehnbarkeit des Körpers konstant, im Gegensatz zur Herzmuskelfaser. Krafteinwirkung und Längenänderung haben beim Herzmuskel nur dann ein lineares Verhältnis zueinander, wenn das Herz von jeglicher humoraler oder nervaler Beeinflussung abgeschirmt bleibt. Nur dann behält das Starling-Gesetz seine uneingeschränkte Gültigkeit. Durch nervale oder humorale Impulse sowie durch elektrische Reizung ist die Herzmuskelfaser jedoch fähig, bei konstanter Krafteinwirkung die gleiche Längenänderung mit unterschiedlicher Geschwindigkeit durch Änderung ihrer Kontraktionskraft vorzunehmen. Die Vorbelastung (Preload) des Herzmuskels, d. h. seine Dehnung vor Beginn der Kontraktion, sein enddiastolisches Volumen, wird dabei konstant gehalten.
Am Gesamtherz ist es jedoch selbst unter weitestgehender Ausschaltung unerwünschter Einflüsse und unter gleichbleibender Versuchsanordnung nicht möglich, die Kontraktions-

kraft direkt zu messen. Erst über die Verkürzungsgeschwindigkeit, deren Verhältnis zur Muskelspannung, sowie schließlich über die Proportionalität von Spannung und intrakardialem Druck bei konstanter Muskeldehnung (Laplace) wird ein meßbarer Parameter zur Beurteilung der myokardialen Kontraktionskraft gewonnen. Diese schrittweise entwickelten Erkenntnisse begannen mit den Untersuchungen von A. V. Hill am isolierten Skelettmuskel. Das von ihm vorgeschlagene Modell eignete sich auch für das Studium von isolierten Papillarmuskeln, meist aus Katzenherzen, das zuerst von B. C. Abbott und W. F. H. M. Mommaerts betrieben, sowie von E. H. Sonnenblick und anderen weitergeführt wurde. Dieses Denkmodell besteht aus zwei Elementen, dem kontraktilen (CE) und dem elastischen Element. Das kontraktile Element ist anatomisch in den Myofilamenten, den Aktin- und den Myosinmolekülen klar umrissen. Das elastische Element ist, gegenwärtig zumindest, nur funktionell definiert, während es aus anatomischer Sicht nicht klar beschrieben werden kann. Dieses Element kann in seiner Funktion unterteilt werden, indem angenommen wird, daß die eine elastische Komponente direkt hinter dem kontraktilen Element angebracht ist. Sie wird als die serienelastische (SE) Komponente bezeichnet. Die andere elastische Komponente soll parallel zum kontraktilen Element laufen und wird die parallelelastische (PE) Komponente genannt. Bei Zusammenfassung dieser drei Komponenten zu einem stark vereinfachten Muskelmodell ergeben sich zwei Möglichkeiten. Einmal könnte PE parallel zu CE und SE verlaufen (Maxwell-Modell). Andererseits könnte PE nur parallel zu CE verlaufen und wie dieses mit SE in Serie geschaltet sein (Voigt-Modell). Beim Maxwell-Modell würde vor Verkürzung von CE sowohl PE als auch SE durch die Vorbelastung beansprucht, während beim Voigt-Modell die Vorbelastung des Muskels auf SE ruht (Abb. 15). Die Muskelverkürzung läuft an diesen Denkmodellen in zwei Phasen ab. Zunächst verkürzt sich CE, ohne die Gesamtlänge des Muskels zu verändern. Beim Maxwell-Modell wird SE dadurch mitgezogen, so daß die Vorbelastung ausschließlich auf PE ruht, wenn die Verkürzung der Gesamtmuskulatur beginnt. Beim Voigt-Modell jedoch liegt die Vorbelastung auf SE, da PE nur mit dem sich verkürzenden CE parallelge-

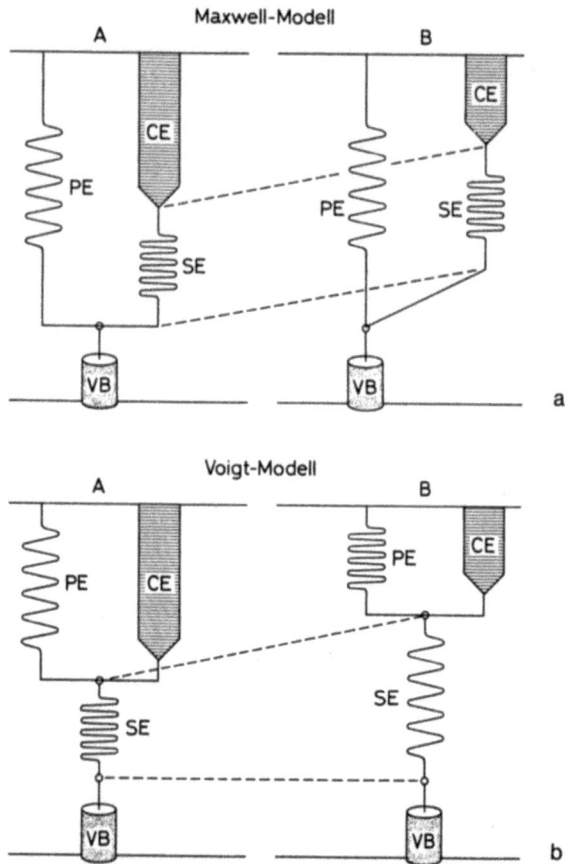

Abb. 15a, b. Die Hillschen Denkmodelle zur Verdeutlichung der unterschiedlichen myokardialen Vorbelastung (VB) am Beginn der isovolumetrischen Systolenphase B. A stellt die späte Diastole des Herzmuskels dar. a. Beim Maxwell-Modell ruht während B die gesamte VB auf den parallelelastischen Elementen (PE). b. Beim Voigt-Modell ruht die VB während B auf den in Serie mit den kontraktilen Elementen (CE) geschalteten elastischen Elementen (SE)

schaltet ist und nicht bis zu SE heranreicht. Neben diesen beiden Modellen könnte der Herzmuskel funktionell auch nur aus den beiden Komponenten CE und SE bestehen. Wie schon erläutert, kann die kardiale Kontraktionskraft nur dann mit Hilfe der Verkürzungsgeschwindigkeit des Muskels

beurteilt werden, wenn die Vorbelastung des Herzens konstant gehalten oder theoretisch am besten ganz beseitigt würde, da durch die Vorbelastung des Herzens nach dem Starling-Gesetz die Verkürzungsgeschwindigkeit linear proportional beeinflußt wird.
Auch die Nachbelastung des Herzens wirkt sich auf die Verkürzungsgeschwindigkeit des Herzmuskels aus. Sie stellt sich als Widerstand gegen den Blutauswurf aus dem Herzen während dessen Kontraktion dar, angefangen von den Semilunarklappen, die es zu öffnen gilt, der Viskosität des Blutes, der Elastizität der Gefäßwände und der Reibungsenergie an ihnen, bis hin zum Flüssigkeitssäulendruck der sich in der Peripherie zunehmend verschmälernden Gefäße.
Am isoliert aufgehängten Muskel vom Herzen, an dem Gewichte, die auf gleich weit entfernter Unterlage ruhen, angebracht sind, konnte festgestellt werden, daß die Verkürzungsgeschwindigkeit mit zunehmenden Gewichten abnahm. Die Nachbelastung des Muskels (Afterload), die bei dieser Versuchsanordnung unter konstanter Vorbelastung der Wandspannung des Muskels (T) fast entspricht, steht in umgekehrt proportionalem Verhältnis zur Verkürzungsgeschwindigkeit des Herzmuskels.
Wenn eine bestimmte Last durch zunehmende Gewichte überschritten wurde, konnte sich der Muskel nicht mehr verkürzen. Diese Gegenkraft gegen die Herzmuskelverkürzung wird als P_0 bezeichnet. Mit abnehmenden Gewichten nimmt die Verkürzungsgeschwindigkeit der kontraktilen Elemente (V_{CE}) eher exponentiell als linear zu. Die theoretisch mögliche, maximale Verkürzungsgeschwindigkeit (V_{max}) würde dann erreicht, wenn der Muskel von jeglicher Belastung einschließlich seiner Ruhespannung befreit würde. Wenn die Herzmuskeln durch Entfernung der Gewichtsunterlagen stärker gedehnt werden, wenn also der Preload ansteigt, werden wesentlich schwerere Gewichte gebraucht, um P_0 zu erreichen, und bei gleich schweren Gewichten höhere Verkürzungsgeschwindigkeiten (V_{CE}) erreicht als bei weniger weit entfernten Unterlagen. V_{max} jedoch bleibt von der Vorbelastung unbeeinflußt (Abb. 16).
Aus diesen Ergebnissen geht hervor, daß die Kontraktionskraft des Herzens nur dann mit seiner Verkürzungsgeschwin-

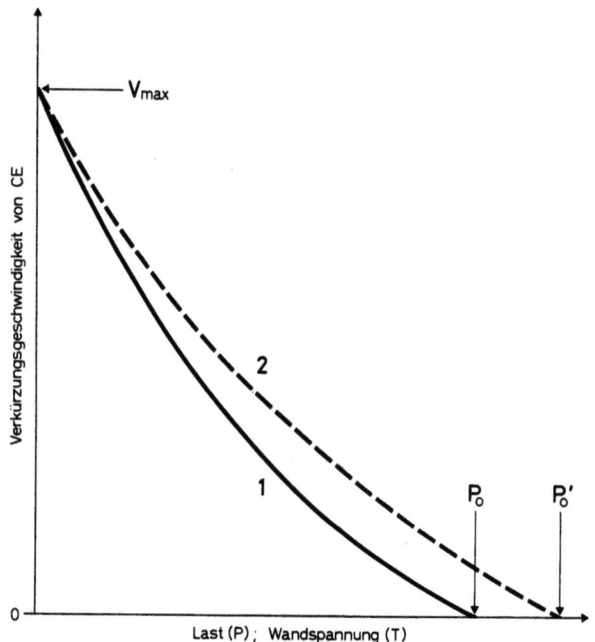

Abb. 16. Beziehungen (1) zwischen der Last (P), gegen die sich der Herzmuskel verkürzen muß und seiner Verkürzungsgeschwindigkeit. Mit zunehmender Last P, die eine proportionale Zunahme der myokardialen Wandspannung (T) mit sich bringt, wird die Verkürzungsgeschwindigkeit der kontraktilen Elemente (CE) geringer. Bei einer bestimmten Last P_0 kann sich der Muskel nicht mehr verkürzen, während er bei völlig fehlender Last ohne Eigengewicht seine maximale Verkürzungsgeschwindigkeit (V_{max}) erreichen würde. Die gestrichelte Line (2) zeigt die Verhältnisse bei vermehrter Vorbelastung oder Dehnung des Muskels (s. Text).

digkeit gleichgesetzt werden kann, wenn Pre- und Afterload konstant gehalten oder im Idealfalle ganz beseitigt würden. Das trifft in vivo am ehesten für die isovolumetrischen Phasen zu. Hier ruft die Verkürzung von CE eine äquivalente Verlängerung von SE pro Zeiteinheit hervor. Mit der Dehnung von SE steigt die Herzmuskelwandspannung (T) linear an. Da somit die Wandspannungsanstiegsgeschwindigkeit (dT/dt) direkt und die Wandspannung selbst (T) umgekehrt proportional zu V_{CE} ist, lag es nahe, V_{CE} mit dem Quotienten $\dfrac{dT/dt}{kT}$ zu erfassen. Die empirisch festgehaltene Dehnbarkeit der elastischen Komponenten des Herzmuskels pro Muskellänge stellt dabei k dar. In der isovolumetrischen Phase entspricht die myokardiale Wandspannung dem intrakardialen Druck (P) nach dem Laplace-Gesetz. Damit ließ sich der erste direkt meßbare Parameter zur Beurteilung des myokardialen V_{CE} in vivo anwenden. Die Messungen der Druckanstiegsgeschwindigkeiten (dP/dt) ergaben nach Segelklappenschluß einen relativ steilen Anstieg zu einem Maximum (max dP/dt). Der nachfolgende Abfall der Druckgeschwindigkeiten beginnt noch vor Öffnung der Semilunarklappen. Bei Berechnung des Quotienten dP/dt zu gleichzeitig bestehendem Druck P ließ sich ein Maximalwert ermitteln, der zeitlich etwas von max dP/dt lag und als V_{pm} (peak measured velocity) bezeichnet wird.

Wie bei den direkten Messungen von V_{CE} am isoliert aufgehängten Papillarmuskel, an dem unterschiedliche Lasten hingen, so konnte auch bei dem mit Hilfe von P errechneten V_{CE} eine umgekehrt proportionale Beziehung mit dem intrakardialen P festgestellt werden. Mit zunehmendem P fiel V_{CE} zwischen dem Zeitpunkt von V_{pm} und dem der Semilunarklappenöffnung linear ab. Durch Extrapolieren gegen einen nicht bestehenden intrakardialen Druck läßt sich das V_{max} hierzu bestimmen.

Die V_{CE}-Werte, die zeitlich vor V_{pm} liegen, gehören anscheinend zur Umformungszeit der Herzmuskulatur, in der noch keine optimale Verkürzungsgeschwindigkeit erreicht ist. Sie bleiben deshalb bei der Bestimmung von V_{max} durch Extrapolieren unberücksichtigt (Abb. 17).

Allerdings ergibt sich das Problem, welcher Druck im Nenner des Quotienten adäquat für die Berechnung von V_{CE} ist, da hier zwei Möglichkeiten anhand der oben angeführten Modelle in Betracht kämen. Beim Voigt-Modell oder beim Zwei-Komponenten-Modell müßte der gesamte intrakardiale Druck als Berechnungsgrundlage dienen, da auch die Vorbelastung in den Verkürzungs-Dehnungsmechanismus von CE und SE bei der Kontraktion uneingeschränkt berücksichtigt werden muß. Beim Maxwell-Modell jedoch muß vom gesamten P der enddiastolische Druck abgezogen werden, da die Vorbelastung des Herzens ganz von PE kompensiert wird und der Verkürzungs-Dehnungsmechanismus von CE und SE davon nicht beeinflußt wird.

Als Kontraktilitätsparameter kann auch die Zeit zwischen dem Beginn der isovolumetrischen Phase und max dP/dt benutzt werden. Es wurde gefunden, daß diese „time to peak dP/dt" in umgekehrt proportionalem Verhältnis zur Kontraktionskraft des Herzens steht und relativ unabhängig von dessen Pre- und Afterload ist.

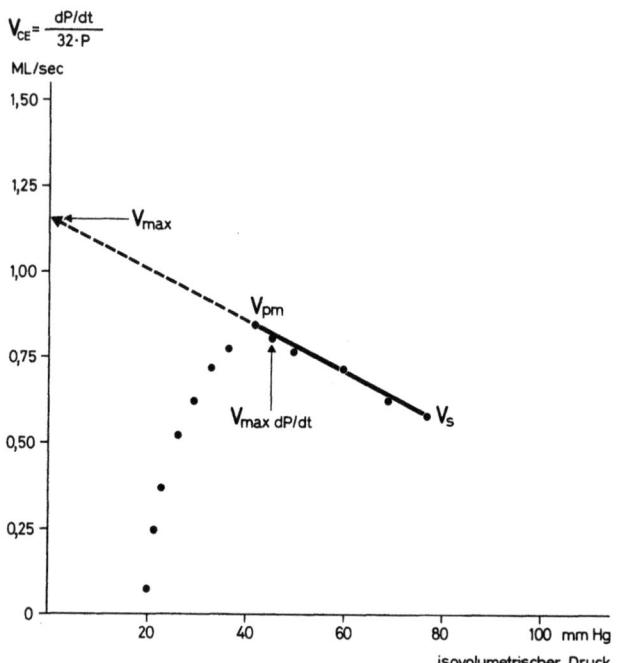

Abb. 17. Beziehungen des isovolumetrischen Druckes, d.h. des Druckes während der isovolumetrischen Systolenphase, zur Verkürzungsgeschwindigkeit der kontraktilen Elemente (V_{CE}) nach der Näherungsformel von Druckanstiegsgeschwindigkeit (dP/dt) zu dem Produkt aus gleichzeitig entwickeltem Druck (s. Abszisse) und elastischer Dehnbarkeit des Myokards. ML/sec = Muskellängen pro Sekunde, V_{pm} = Maximalwert des oben angegebenen Quotienten, V_s = Wert bei Öffnung der Semilunarklappen. Werte vor V_{pm} bleiben bei der linearen Extrapolation nach P = 0 zur Bestimmung von V_{max} unberücksichtigt (gestrichelte Linie)

Koronarkreislauf

Nach den Gesetzen der strömenden Materie ist die Perfusion der Koronararterien vom Perfusionsdruckgefälle und vom Widerstand gegen die Perfusion abhängig. Das Druckgefälle kommt durch die Druckdifferenz zwischen der Aortenwurzel, dem physiologischen Ursprung der Koronararterien, und dem rechten Vorhof, der Mündung der Koronarvenen als Sinus coronarius, zustande. Der Koronarperfusionsdruck wird wie der in anderen Organgefäßsystemen durch die Kontrolle der Barorezeptoren etwa im Karotissinus oder im Aortenbogen relativ konstant gehalten. Während die Perfusion bei konstantem Gefäßwiderstand gewöhnlich nur noch von der arteriovenösen Druckdifferenz abhängt, muß im Koronargefäßbereich neben dem vasalen auch dem extravasalen Widerstand durch die Myokardaktionen Rechnung getragen werden. Im Gegensatz zu anderen Gefäßsystemen nämlich, wo das Perfusionsmaximum während der Systole erreicht und eine langsame Abnahme der Perfusion während der Diastole beobachtet wird, unabhängig davon, ob es sich um den arteriellen oder den venösen Gefäßbereich handelt, lassen sich in den Koronararterien andere Durchblutungsverhältnisse nachweisen als in den Koronarvenen oder in den Kapillaren bei zeitlich gleichen Phasen der Myokardaktion.
Die Perfusion der Koronararterien etwa ist während der Systole gering, da nur eine geringe Differenz zwischen dem aortalen Perfusionsdruck und dem myokardialen Druck auf die Koronararterien besteht. Die Durchblutung wird hauptsächlich durch die Verringerung des Querschnittes der elastischen Gefäße aufrechterhalten. In der Diastole kommt in den Koronararterien der aortale Perfusionsdruck voll zur Geltung, da während der Erschlaffung der Herzmuskel die arteriellen Koronargefäßquerschnitte vergrößert werden, wenn der myokardiale Druck auf sie sinkt. Hier spielt die Dehnbarkeit (Compliance) des linksventrikulären Myokards eine entscheidende Rolle. Sie wird näherungsweise durch den Quotienten aus dem Volumeneinstrom zu dem gleichzeitig entwickelten Druck während der Diastole ermittelt.
Die subendokardial gelegenen Koronararterien werden von der myokardialen Dynamik wesentlich stärker beeinflußt als

die mehr zum Epikard hin gelegenen, da auf sie während der Systole sowohl der intrakardiale Druck einwirkt als auch die vermehrte Spannung der sich gegenüber den äußeren zunehmend verkürzenden inneren Muskelschichten. Wie schon dargelegt, hängt die myokardiale Wandspannung über den systolischen transmuralen Druck sehr wesentlich von der Vor- und der Nachbelastung des Herzens ab. Deshalb ist die linksventrikuläre Herzmuskelinnenschicht bei Zunahme des Kammervolumens oder bei Zunahme des Blutdrucks am ehesten von einer Unterdurchblutung betroffen.
Das myokardiale Kapillargebiet und, noch deutlicher, das Koronarvenengebiet läßt hingegen ein anderes Perfusionsmuster während der Herzaktionsphasen erkennen. In der Systole kann ein starker Abfluß in das rechte Herz festgestellt werden, da dann ein deutliches Druckgefälle zwischen dem Druck der Herzmuskeln auf die Gefäße und dem Druck im rechten Vorhof herrscht.
Außerdem besteht eine zusätzliche Sogwirkung auf das Koronarvenenblut durch die Vergrößerung des rechten Vorhofes, wenn sich die Ventilebene zur Herzspitze hin verschiebt. Im Gegensatz zur arteriellen Koronardurchblutung verringert sich während der Diastole die koronarvenöse Perfusion, da der myokardiale Pumpdruck auf die Gefäße abnimmt und außerdem der Druck im rechten Vorhof durch die auf ihn zuwandernde Ventilebene ansteigt. Das Perfusionsdruckgefälle verringert sich dabei in den Koronarvenen recht deutlich.
Nach dem Öffnen der Segelklappen nimmt der venöse Abfluß in den rechten Vorhof wieder zu, da das dort angesammelte Blutvolumen nun in die rechte Herzkammer gelangen kann.
Die Kontraktion der Vorhofmuskulatur beeinflußt den Abfluß aus dem Sinus coronarius nur unwesentlich, da der Kontraktionsdruck der Vorhofmuskulatur auf die Koronarvenen durch den gleichzeitigen Druckanstieg im rechten Vorhof wieder ausgeglichen wird.

Anhang A: Klassifizierung der Herzinsuffizienz und koronaren Herzkrankheit

(Nach der New York Heart Association)

Klasse I: Nur außergewöhnlich anstrengende, körperliche Belastungen führen zu Beschwerden, wie Atemnot, Angina pectoris, Erschöpfung oder Palpitationen. Uneingeschränkte Bewältigung gewohnter Arbeiten und Belastungen.

Klasse II: Leichte Einschränkung durch die oben angeführten Beschwerden bei höheren, jedoch nicht ungewohnten Belastungen.

Klasse III: Deutliche Einschränkung des Betätigungsfeldes durch Beschwerden schon bei geringen Belastungen. Im Ruhezustand Beschwerdefreiheit.

Klasse IV: Atemnot und Angina pectoris treten anfallsweise schon in Ruhe auf (Ruhedyspnoe und instabile Angina). Keine noch so geringe körperliche Betätigung kann ohne das Risiko von starken Beschwerden ausgeführt werden.

Zeichen der Herzinsuffizienz

Atemnot unter Belastung oder in Ruhe, Nykturie auch nach geringem Flüssigkeitskonsum, Zyanose, Halsvenenstauung, hepatojugulärer Reflux, dritter Herzton, basale, feuchte RG. Thoraxröntgenbild: Maximaler transversaler Herzdurchmesser zu Thoraxdurchmesser auf gleicher Höhe größer als 0,5, Kerley-B-Linien, pulmonalvenöse Stauung, basale Pleuraergüsse beiderseits. Echokardiographie: Ejection fraction unter 50%.

Anhang B: Einstufungsschema der ventrikulären Arrhythmien
(Nach Lown)

Klasse I: Weniger als 30/h nicht gekoppelte, ventrikuläre Extrasystolen
Klasse II: Mehr als 30/h monotope und ungekoppelte, ventrikuläre Extrasystolen
Klasse III: Polytope, ungekoppelte ventrikuläre Extrasystolen
Klasse IV: Gekoppelte ventrikuläre Extrasystolen
  a) paarweise auftretend: Couplets
  b) 3 oder mehr hintereinander: Salves
Klasse V: Vorzeitig einfallende ventrikuläre Extrasystolen = „R-auf-T-Phänomen"

Anhang C: Einteilung der Antiarrhythmika
(Nach Vaughan Williams)

Klasse I: Membranstabilisierer
Klasse I A: Aktionspotentialverlängerer (Chinidin u. a.)
Klasse I B: Aktionspotentialverkürzer (Lidocain u. a.)
Klasse I C: Aktionspotential unverändert (Flecainid u. a.)
Klasse II: β-Rezeptorenblocker (Propranolol u. a.)
Klasse III: Aktionspotential- und Refraktärphasenverlängerer (Amiodaron)
Klasse IV: Kalziumantagonisten (Verapamil u. a.)

Aktionspotential = Entladungspotential vom Beginn der systolischen Depolarisation bis zum Abschluß der Repolarisation

Membranstabilisation bewirkt Verzögerung der systolischen Depolarisation und Lokalanästhesie

Anhang D: Berechnungsformeln und physikalische Grundlagen

Kraft (K) = Masse (M) · (Erd-)beschleunigung (b), Einheit: g · cm · s^{-1} = dyn, b = 981 cm/s

Druck (P) = Kraft (K)/Fläche (F), Einheit: dyn/cm^2

Stromstärke (I) = (befördertes) Volumen (V)/Zeit (t), Einheit: cm^3/s

Widerstand (R) = ($P_1 - P_2$)/I, P_1 = P vor R, P_2 = P nach R (nach Hagen-Poiseuille modifiziertes Ohmsches Gesetz aus der Elektrizitätslehre), Einheit: dyn · s · cm^{-5}

Spezifisches Gewicht = Masse (M)/Volumen (verdrängtes Wasser) (V), Einheit: kg/l = g/ml, spezifisches Gewicht von Quecksilber (Hg) ca. 13,6 kg/l, P von 1 mm Hg = 1332 dyn/cm^2

SVR = systemic vascular resistance = peripherer Gesamtwiderstand (in den Gefäßen), früher total peripheral resistance (TPR),

$$SVR = \frac{MAP - RAP}{CO/60} \cdot 1332 \, dyn \cdot s \, cm^{-5}.$$

MAP = mean arterial pressure = arterieller Mitteldruck:

$$MAP = D + \frac{S-D}{3} = \frac{S+2D}{3}, \quad S = \text{systolischer Blutdruck},$$

D = diastolischer Blutdruck, Einheit: mm Hg

RAP = right atrial pressure = rechtsatrialer Mitteldruck, RAP liegt normalerweise zwischen 3 und 5 mm Hg, Ausnahmen: Rechtsherzinsuffizienz, Trikuspidal- und Pulmonalklappenvitien, pulmonale Hypertonie

CO = cardiac output = Herzminutenvolumen, CO = Schlagvolumen (SV) · Herzfrequenz (HF), Einheit: l/min

CI = cardiac index = Herzindex = CO/BSA (BSA = body surface area = Körperoberfläche), Einheit: l/min/m^2, bei Herzinsuffizienz kleiner als 2,5 l/min/m^2

SVI = stroke volume index = Schlagvolumenindex, Einheit: ml/m^2

SWI = stroke work index = Schlagarbeitsindex = (MAP − PCP) · SVI · 0,0136, Einheit: g · m/m², P wird von mm Hg mit Hilfe ihres spezifischen Gewichts auf g · m/ml umgerechnet ohne Berücksichtigung der Erdbeschleunigung (b) (s. oben)
PCP = pulmonary capillary (wedge) pressure = Pulmonalkapillardruck. PCP entspricht dem linksventrikulären, enddiastolischen (Füllungs-)druck (LVEDP), wenn kein Mitralvitium vorliegt, bei Herzinsuffizienz ist sein Wert höher als 13 mm Hg
Myokardiale Wandspannung (T) = transmuraler Druck (P) · Hohlraumradius (r), Einheit: dyn/cm (Gesetz von Laplace)
Myokardiale Vorbelastung = enddiastolische myokardiale Wandspannung = LVEDP · red, red = Ded/2, Ded ist der echokardiographisch bestimmte enddiastolische Durchmesser des linken Ventrikels (s. Abschn. Echokardiographie)
Myokardiale Nachbelastung (Afterload) = Widerstand gegen den Herzauswurf = SVR (s. oben)
Myokardiale Dehnbarkeit (Compliance) = Volumenaufnahme zu gleichzeitig entwickeltem Hohlraumdruck =

$\frac{EDV - ESV}{LVEDP}$, EDV = enddiastolisches, ESV = endsystolisches Volumen, LVEDP = enddiastolischer Füllungsdruck

$EF = \text{ejection fraction} = \frac{EDV - ESV}{EDV} \cdot 100 = \frac{SV}{EDV} \cdot 100$ (in %)

EF unter 50% ist ein deutliches Zeichen der Herzinsuffizienz.

Lehrbücher und Literatur

Abbott BB, Mommaerts WFHM (1959) A study of inotropic mechanisms in the papillary muscle preparation. J Gen Physiol 42:533

Berne RM, Rubio R (1974) Regulation of the coronary blood flow. Adv Cardiol 12:303

Feigenbaum H (1981) Echocardiography. Lea & Febiger, Philadelphia

Frank O (1895) Zur Dynamik des Herzmuskels. Z Biol 32:370

Hatle L, Angelsen B (1982) Doppler ultrasound in cardiology. Lea & Febiger, Philadelphia

Hill AV (1938) The heat of shortening and the dynamic constants of muscle. Proc R Soc Lond [Biol] 126:136

Kenner T (1969) Der Eingangswiderstand der Koronararterien. Arch Kreislaufforsch 60:216

Lown B, Ganong WF, Levine SA (1952) The syndrome of short P-R interval, normal QRS complex, and paroxysmal rapid heart action. Circ Res 5:693

Roskamm H, Reindell H (1982) Herzkrankheiten. Pathophysiologie, Diagnostik, Therapie, 2. Aufl. Springer, Berlin Heidelberg New York

Schaub SA (1965) Grundriß der klinischen Elektrokardiographie – Documenta Geigy. Geigy, Basel

Sonnenblick EH (1962) Implications of muscle mechanics in the heart. Fed Proc 21:975

Starling EH (1918) The Linacre lecture in the law of the heart. Longmans & Green, London

Straub H (1926) Zur Dynamik des Herzens. Die Arbeitsweise des Herzens in ihrer Abhängigkeit von Spannung und Länge unter verschiedenen Arbeitsbedingungen. Springer, Berlin (Handb. norm. pathol. Phys., Bd 7, S 1)

Weissler AM (1974) Noninvasive cardiology. Grune & Stratton, New York San Francisco London

Wolff L, Parkinson J, White PD (1930) Bundle branch block with short P-R interval in healthy young people prone to paroxysmal tachycardia. Am Heart J 5:685

Sachverzeichnis

Akutes Cor pulmonale (McGinn-White-Syndrom) 22, 30
Angina pectoris 3, 4, 98
Aortenaneurysma 19
Aorteninsuffizienz 11, 13, 15, 55, 56, 66, 67, 76, 77, 81
Aortenisthmusstenose 13, 19, 62
Aortenstenose
 subvalvuläre hypertrophische (HOCM, IHSS) 57, 60, 73, 74, 75, 76, 77, 82, 84
 subvalvuläre membranöse 54, 57, 60
 supravalvuläre 58, 60, 77
 valvuläre 11, 19, 54, 55, 57, 74, 76, 82, 84
Arzneimittel
 ACE-(angiotensin-converting-enzyme-)inhibitoren 2, 95, 98
 α_1-Rezeptorenblocker 94, 95
 α-Rezeptorstimulatoren (zentral) 94, 95
 Antiarrhythmika 100, 101, 114
 β-Rezeptorenblocker 28, 84, 94, 95, 100, 101
 Digitalisglykoside 96, 97
 Kalziumantagonisten 2, 94, 97
 Nitroverbindungen 4, 90, 99
 Saluretika 94, 95
Austin-Flint-Geräusch 56, 57, 68
AV-Blöcke 22, 28, 43, 44, 53, 54
AV-Dissoziation 44, 47

Bernheim-Syndrom 60

Cabrera-Kreis 21, 24
Carey-Coombs-Geräusch 56, 58, 68
Chronisches Cor pulmonale 30
Coronary steal effect 99

Doppler-Ultraschall 87, 88
Dritter Herzton 55, 65, 113
Ductus arteriosus apertus (Botalli) 69

Ebstein-Syndrom s. Morbus Ebstein
Ejection fraction 85, 87, 113, 116
EKG-Lagetypen 24
Ersatzsystolen 36
Erster Herzton 53, 54, 58
Erstickungs-T = T-en-dôme 27, 31

Fractional shortening 85

Gefäßdehnungstöne 54, 59
Graham-Steell-Geräusch 56, 67

Hegglin-Syndrom 55, 64
Herzinsuffizienz 5, 8, 10, 18, 55, 96, 97, 98, 113
Hyper-, Hypokaliämie 33, 55, 64
Hyper-, Hypokalzämie 33, 55, 64
Hyperlipoproteinämien 89
Hypertrophische obstruktive Kardiomyopathie (HOCM) s. Aortenstenosen
Holzknecht-Raum 15

Idiopathische hypertrophe Subaortenstenose (IHSS) s. Aortenstenosen

Idiopathische Pulmonalektasie 14, 18
Index nach Sokolow-Lyon 29, 56, 57, 59, 67
Inkompletter Rechtsschenkelblock 28, 61, 63

Kammerflattern, -flimmern 35, 42, 100
Kavadreieck 15, 58, 63
Kerley-B-Linien 16, 17, 19, 56
Koronare Herzkrankheit 3, 4, 22, 31, 98
Koronares T 27, 31, 34

Linksschenkelblöcke 28, 55, 64
Lown-Ganong-Levine-(LGL-) Syndrom 22, 27, 40, 54
Lown-Klassifizierung der Arrhythmien 113, 114

Mean velocity of circumferential fiber shortening 86
Mitralinsuffizienz 16, 17, 54, 55, 56, 58, 62, 65, 76, 82
Mitralklappenprolaps (prolapsing mitral valve) 54, 58, 59, 63, 80, 81, 82
Mitralöffnungston 55, 65
Mitralstenose 11, 16, 17, 53, 55, 56, 58, 65, 67, 76, 80, 81
Morbus Ebstein 20, 53, 69, 85
Myokardinfarkt 4, 22, 27, 32, 101
Myokarditis 34

Parasystolie 41, 48, 50
Pardee-Q 22, 29, 32
P-cardiale 22, 24, 26
P-dextrocardiale 22, 24, 26, 64
Perikarditis 31, 55, 70
Posttachykardiesyndrom 39
Prinzmetal-Angina 4, 22, 32, 94
Protodiastolischer Extraton 55
P-sinistrocardiale 22, 24, 26, 56, 58
Pulmonalinsuffizienz 55, 56, 67

Pulmonalstenose
 infundibuläre 18, 19, 60
 valvuläre 12, 18, 19, 54, 55, 60
„R- auf- T-Phänomen" 42
Rechtsschenkelblock 12, 28, 53, 55, 63
Retrosternalraum 16, 18

SA-Blockierungen (sinuatriale Blockierungen) und Sinusknotensyndrom (sick sinus syndrome) 45, 46

Schrittmachersensierungen und -stimulationsarten 52, 53
Sinus-coronarius-Rhythmus 37
Sokolow-Index s. Index nach Sokolow-Lyon
Systolic anterior motion (SAM) 80
Systolic time intervals 70, 71

Transponierte Lungenvenen 61
Transversaler Herzdurchmesser (THD) 15, 16, 113
Trikuspidalinsuffizienz 11, 54, 63
Trikuspidalstenose 11, 53, 55, 68
Truncus intermedius 17, 18

Umkehrsystolie 44, 48

Ventrikelseptumdefekt 18, 55, 61
Vierter Herzton (Vorhofton) 66
Vorhofflattern, -flimmern 35, 53, 54, 64
Vorhofseptumdefekt 18, 55, 61
Vorzeitigkeitsindex 42

Wandernder Schrittmacher 35
Wolff-Parkinson-White-(WPW-)Syndrom 22, 27, 35, 39, 54

Zweiter Herzton 12, 55, 64
Zyanose 8, 113

MIX
Papier aus verantwortungsvollen Quellen
Paper from responsible sources
FSC® C105338

If you have any concerns about our products,
you can contact us on
ProductSafety@springernature.com

In case Publisher is established outside the EU,
the EU authorized representative is:
**Springer Nature Customer Service Center GmbH
Europaplatz 3, 69115 Heidelberg, Germany**

Printed by Libri Plureos GmbH
in Hamburg, Germany